郭氏中医

肾病疗法集萃

郭柳青 编著

上海科学普及出版社

图书在版编目（CIP）数据

郭氏中医肾病疗法集萃 / 郭柳青编著 .-- 上海：上海科学普及出版社, 2018.1

ISBN 978 - 7 - 5427 - 7069- 1

Ⅰ. ①郭… Ⅱ. ①郭… Ⅲ. ①肾病（中医）—医案－汇编－中国－现代 Ⅳ. ① R256.5

中国版本图书馆 CIP 数据核字(2017)第 270086 号

责任编辑　吕　岷
装帧设计　张　烨

郭氏中医肾病疗法集萃
郭柳青　编著
上海科学普及出版社出版发行
（上海中山北路 832 号　邮政编码 200070）
http://www.pspsh.com

各地新华书店经销　虎彩印艺股份有限公司印刷
开本 787×1092　1/16　印张 14　字数 200 000
2018 年 1 月第 1 版　2018 年 1 月第 1 次印刷

ISBN 978 - 7 - 5427 - 7069 - 1　定价：28.00 元

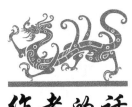

作者的话

  这是一本肾病专科医生写给肾病患者或疑似肾病的朋友看的书。本书不是学术专著，而是一本通俗易懂、与肾病相关的科普书，实用性强、操作简便、易学易懂，整合中西医于一体，论述肾系统疾病与治疗是本书的特点所在。

  《郭氏中医肾病疗法集萃》是郭氏中医三代治疗肾病的经验总结，大凡肾病疗法及方用均为数十年临床实践行之有效的方剂，现将其整理成书并呈现给广大读者，目的就是为了对此有需求的人可以从中受益。这也是笔者写本书的理由之一。

  其次，在临床实践中，笔者常碰到这样一些患者，他们身处交通不便、经济欠发达的偏远地区，虽然患有肾病，但是由于就医的不便、经济上的负担重和缺乏对疾病的了解，往往延误了病情，造成危重证候，最终既增加了治疗难度，也加重了经济负担，甚至可能危及生命。而很多早期肾病只要适时治疗，是容易治愈的。这些患者在笔者这里就医时，他们往往迫切表达了希望了解一些肾脏疾病知识，同时又想掌握一些简单的防治方法的意愿。"医者，仁术也。""仁者，爱人。"本着医生对患者的拳拳之心和郭氏三代数十年来治疗经验的积累，便产生了这样一本可以使患者在就医不便的情况下自诊自查、简单易行、能解一时燃眉之急的医书。如果读者（朋友或亲人）对书中内容不甚了解或想更详细地了解病况，您可以向笔者咨询，笔者将毫无保留地为你作出解答。

  同样，在临床实践中，笔者经常看到一些因为种种原因被失治或误治的患者。而给患者带来严重后果的原因，往往是某些基层医生囿于知识面、缺乏对肾病治疗更深层次的了解所致。因此，基层医师，尤其是农村的基层医师，他们也需要实用、能够具体指导实际操作的著述——本书同时也是为他们写的。每当笔者看到这些患者，作为一个在杭城、在上海，乃至在长江三角洲有一定影响的"郭氏中医肾病"的传人，笔者觉得自己有义务把郭氏三代从事中医肾病治疗的经验告诉同行，以便相互切磋，共同提高。当然，更欢迎同行给予批评指正。

郭柳青

2017 年 12 月

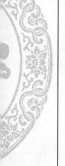

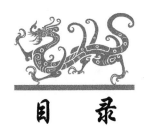

目　录

第一章　肾病概况

第二章　主病主诉

第三章　常见肾病的疗法

第四章 因病致虚的症、治、方、药

第五章　郭氏中医治疗肾病的特色与特点

第六章　肾病实验室检查和服药须知

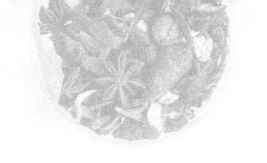

第一章

肾病概况

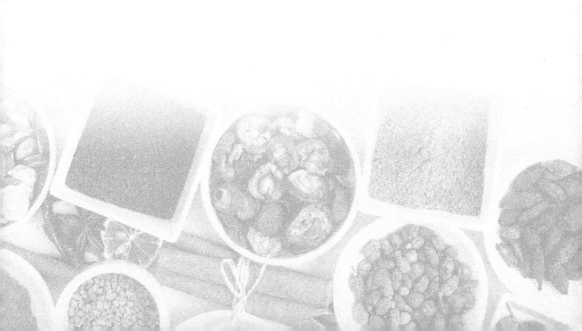

中医学对肾的论述

中医学具有数千年的悠久历史，是劳动人民通过长期同疾病作斗争而形成极为丰富的经验总结，是我国优秀文化遗产的一个重要组成部分。在我国古代唯物论和辩证法思想的影响和指导下，通过长期的医疗实践，它逐步形成并发展成为独特的医学理论体系，为我国医药卫生保健事业和中华民族的繁衍昌盛作出了巨大的贡献。

中医学的理论是以整体观念为思想指导，以脏腑经络的生理和病理为基础，以辨证论治为诊疗特点的独特的医学理论。它贯穿于整个人体的生理、病理、诊断和治疗之中，也是诊治疾病所必须具备的思想方法。

中医学认为，人体以五脏为中心，通过经络系统，把六腑、五体、五官、九窍、四肢百骸等全身组织器官有机地联系起来，构成了一个表里相连、上下沟通、密切联系、协调共济的统一整体。其中，中医学谓之的肾是人体脏腑阴阳的根本，是人体生命的源泉。中医认为人的膀胱、骨髓、脑、发、耳、二阴等构成了肾系统。肾的生理功能表现在诸多方面，但其重要的一项为肾主水液。肾主水液是指肾脏具有主持全身水液代谢、调节体内水液代谢平衡的作用，故称"肾者主水"。肾的蒸腾气化，使肺、脾、膀胱等脏腑在水液代谢中发挥各自的生理作用。被脏腑组织利用后的水液从三焦下行而归于肾，经肾的气化作用分为清、浊两部分。清者，再通过三焦上升，归于肺而再布散于周身；浊者变成尿液，下输膀胱，从尿道排出体外。如此循环往复，以维持着人体水液代谢的平衡。

肾病的常见症状与体征

蛋白尿

正常人尿中可有微量蛋白存在，但 24 h 最多不超过 150 mg，一般为 40~80 mg，男女两性之间无明显差别。由于量少，常规定性检测为阴性，故临床习惯称为尿无蛋白；超过正常尿蛋白的限度，则属异常尿蛋白，即通称为蛋白尿。

检测尿蛋白的方法有定性和定量两种，定性就是指尿常规化验中尿蛋白有几个加号，常用的检测方法有加热醋酸法及磺基水杨酸法等；定量就是留取 24 h 尿液，测定蛋白总量。定性与定量之间有一定的相关性：

尿蛋白定性与定量参考表

尿蛋白定性	尿蛋白浓度（mg/100 ml）估计
无混浊（−）	无
微混浊（±）	10 以下
混浊（+）	30（10~50）
颗粒状混浊（++）	100（50~200）
絮状混浊（+++）	300（200~500）
凝聚成块（++++）	1 000 以上

但是定性和定量也有不符的时候，比如，如 24 h 之内饮水量少了，定性可能为阳性，定量则会少于 150 mg。因此，单纯地做尿白蛋定性化验不能如实反映病情，查 24 h 的尿蛋白定量会比较准确。

血尿

正常人的尿液中没有红细胞，而剧烈运动或久立后则尿液中可以出现一时性红细胞轻度增多，如尿液中经常发现红细胞，尿沉渣镜检，每高倍视野有 3 个以上的红细胞，称为血尿。引起血尿的原因很多，有泌尿疾病、全身性疾病、尿路邻近组织疾病和其他特发性血尿。其中以各类原发性肾小球疾病、继发性肾小球疾病以及泌尿系统炎症及结石为多，成年男子和绝经后女性无症状镜下血尿约 0.5%~12.5% 由恶性肿瘤等疾病引起。

根据血尿的来源不同，可将血尿分为初期血尿、终末血尿、全程血尿。具体方法是进行尿三杯试验。取 3 个洁净的玻璃杯，患者每次排尿时，分为前、中、后 3 段排尿，分别排入 3 个玻璃杯中，若第 1 杯中为血尿，其余 2 杯正常则为初血尿，提示尿液中血来自尿道；若第 1、2 杯中无血尿，仅第 3 杯有血尿，称为终末血尿，提示病变在后尿道、前列腺、膀胱颈和三角区；如 3 杯中均有血尿，称为全程血尿，提示病变在肾脏、输尿管，或为膀胱内弥漫出血。由此可见，血尿产生原因除与肾炎有关外，泌尿系统其他疾病、某些全身性疾病亦可产生血尿，必要时可进行 X 线、B 超、CT 等检查，以明确血尿来源，有助于诊断。

根据血尿的观察方式，凡肉眼所见尿呈洗肉水样或血色（尿中含血量 > 1 mg/L），称肉眼血尿；凡在显微镜下见红细胞增多而尿色正常，则称镜下血尿。肉眼血尿产生的原因很多，有时可由一次泌尿系统的急性炎症所引起。但镜下血尿很可能隐藏着更严重的疾病，如肾功能异常或泌尿系统肿瘤等。因此，一旦出现镜下血尿应进一步查明病因，以免耽误病情。

水肿

水肿系指血管外的组织间隙中有过多的体液积聚，为临床常见症状之一。表现为手指按压皮下组织少的部位（如小腿前侧）时，有明显的凹陷。祖国医学称之为"水气"，亦称为"水肿"。

根据水肿的范围，水肿可分为全身性水肿和局部性水肿；根据水肿的表现，可分为指凹陷性水肿和非指凹陷性水肿。全身性水肿就是身体内部各部分的组织间隙均有液体过多的积聚，一般为指凹陷性水肿；局部性水肿是液体在局部组织中过多的积聚，指凹陷性和非指凹陷性水肿

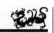
均可以存在。分类及常见疾病有：

1. **全身性水肿**（按照其病因可分为以下类别）

心源性水肿：常见于充血性心力衰竭、急或慢性心包炎等。

肾源性水肿：常见于肾小球肾炎、肾盂肾炎及肾病综合征等。

肝源性水肿：常见于病毒性肝炎、肝硬变等。

营养不良性水肿：常见于低蛋白血症、B族维生素缺乏症等。

结缔组织病所致的水肿：常见于系统性红斑狼疮、硬皮病及皮肌炎等。

变态反应性水肿：如血清病等。

内分泌性水肿：常见于席汉病、甲状腺功能减低及库欣综合征等。

特发性水肿：如功能性水肿等。

其他：贫血性水肿、妊娠中毒性水肿。

2. **局限性心源性水肿**

静脉梗阻性水肿：常见于血栓性静脉炎、下肢静脉曲张等。

淋巴梗阻性水肿：常见于流行性腮腺炎所致胸前水肿等。

炎症性水肿：常见于丹毒、疖肿、蜂窝织炎等所致的局部水肿。

变态反应性水肿：常见于血管神经性水肿、接触性皮炎等。

高血压

高血压性肾病是由原发性高血压或多种原因引起的高血压继而损坏肾脏所导致的一类病症。本病起因缓慢，肾损坏早期不易察觉，一直到出现水肿等一系列肾病表现才被诊出肾病。对于本病的治疗重点是降压，其次才是降压与治肾并举。因为本病的起因是高血压所致，故如果没有有效降压则会进一步损害肾脏。正确的生活方式及饮食调摄是相当重要的，在生活上尽量保持良好的精神状态，开朗豁达，适当运动，动静结合。在饮食上一定保持清淡，少吃荤菜多吃蔬菜，过咸过油食物会致血压升高，还会使水肿加重。

对于降压药的选择，可考虑用利尿降压的药物，因为由高血压引起的肾病往往伴随不同程度的水肿，这类药正好一举两得，既降了血压，也消了水肿。当血压得到有效控制时，中医中草药的调治则能全方位地施治，从而使本病得以康复。

腰痛

腰痛可见于多种疾病，而肾脏病引起的腰痛性质多为酸痛或钝痛，原因为：肾包膜、肾盂和输尿管遭受刺激或使其张力增高，从而引起内脏神经痛；肾脏或肾周围病变侵犯局部肌肉和皮肤时，则出现躯体神经痛；肾脏病变时，由于肾包膜或肾盂的牵拉，或病变侵犯局部神经所致；肾实质或肾周围化脓性炎症时，可出现内脏神经痛与躯体神经痛，在体检时，脊肋角，特别是肋腰点有压痛及叩击痛。

一般根据疼痛的程度可分为剧痛、绞痛和胀痛。

剧痛：患者出现一侧腰部剧烈疼痛，同时伴有血尿、发热等症状，要注意因缺血造成的肾梗死，确诊要靠血管造影检查。

绞痛：突然出现的、阵发性的腰部绞痛。绞痛后出现血尿就有可能是尿路结石。可用 B 超、腹部 X 线平片、肾盂静脉造影来判断。

胀痛：主要见于使肾脏肿大的疾病，如急性肾小球肾炎、急性肾盂肾炎、肾盂积水、多囊肾及肾肿瘤等。

中医学认为"腰为肾之府"，说明腰痛与肾脏的关系非常密切。中医学将腰痛的主要病机分为：

感受寒湿：寒邪凝敛收引，致经脉受阻，气血运行不畅，因而发生腰痛。

感受湿热：长夏之际，湿热交蒸，或寒湿蕴积日久，郁而化热，感受其邪，阻遏经脉，因而发生腰痛。

肾虚亏损：多因久病肾虚，肾之精气无以濡养筋脉，因而引起腰痛。

气滞血瘀：久病肾虚损及经脉气血，使其运行不畅，而致脉络阻滞，血瘀滞留于腰部而发生疼痛。

脸肿、头晕、晨起呕恶

脸肿较多与肾脏疾病有关，但严重贫血也会脸肿，心肺疾病也可能脸肿。此外，药物或食物过敏等都可能导致脸肿。但脸肿伴随头晕除了考虑上述因素外，还应考虑高血压性肾病或肾性高血压疾病。若患者出现脸肿、头晕时，首先应该测量血压，并进行尿常规检查和血红蛋白测定等，以排除肾脏以外的其他原因。如果脸肿、头晕，并伴随晨起恶心欲吐，则大多是肾脏疾病。此时，除了上述检查外，还应做肾功能检查，看血肌酐、血尿素氮及血尿酸是否正常，如果肾功能指标异常，则表明肾病已到了较严重的程度。此时，应迅速对症治疗。出现水肿应采用利水消肿治疗；出现高血压应有效降压，使血压控制在正常范围；出现肾功能减退者，应积极保护肾功能，尽量缓解和降低体内的毒素。

总之，对于脸肿、头晕、晨起呕恶者应首先从肾病的角度去考虑，千万不能头痛医头，脚痛医脚，否则会耽误大事的。

中医学治肾八法

温补肾阳

即温补命门。是用壮阳补火的药物，恢复脾肾阳气的一种补法。命门火不足，常见五更泄泻、腹痛肠鸣、四肢不温、舌质淡、苔薄白、脉沉迟。方用四神丸、右归丸之类。

补肾固摄

补法之一。补益肾脏的方法分补肾阴、补肾阳，其中补肾阴用六味地黄丸或左归饮为主饮；补肾阳则以右归饮为主。而固摄是治疗精气耗散、滑脱不收的方法，用于自汗盗汗、久咳虚喘、精关不固、小便失禁、崩中漏下、白带清稀等。故补肾固摄是一种用于治疗肾虚的治法。

温肾纳气

补法之一。治疗肾虚不能纳气的方法。气主于肺而根于肾，肾虚不能摄纳，则见气短气促、吸气困难。方用党参、胡桃肉、补骨脂、山萸肉、五味子、熟地黄等药。

温肾利水

利湿法之一。治疗肾阳虚水肿的方法。肾阳虚则气化不利，易致水湿内停。常见四肢水肿、面色苍白、腰部酸冷、小便短少，舌淡、苔薄，脉沉细弱。方用济生肾气丸。

滋养肾阳

是指肾阴、肾阳两虚，且以肾阳不足为主证的一类证候。以滋肾阴且以补肾阳为主的一种治拟。方用右归丸合用六味地黄丸。

填补肾精

是指固肾精亏虚所致的一类病证。症见腰膝疲软、头晕乏力、耳鸣耳聋、遗精滑泄诸证候。方用金锁固精丸（《医方集解方》）：沙苑蒺藜、芡实、莲须各100 g，龙骨、牡蛎各50 g为末，莲肉煮粉为糊丸，每服15 g。功能固肾涩精，治肾关不固、遗精滑泄。

滋阴降火

又称补阴、育阴、养阴、益阴，是治疗阴虚证的一种方法。当肾虚表现为腰酸腿软、遗精、头昏耳鸣、睡眠不熟、健忘、口干、舌红少苔、脉细等一系列阴虚火旺证候时，可用六味地黄丸或左归饮治理。并随证候加减：天冬、麦冬、石斛、沙参、玉竹、龟板、鳖甲、墨旱莲、女贞子等。

阴阳并补

指脏腑阴阳俱虚，或气血俱虚，或肾阴阳俱虚。可因阴损及阳或阳损及阴，或阴阳俱损而致。在辨证方面，既有阳虚的见证，又有阴虚的见证。治疗原则则应阴阳并补，并根据阴阳虚损的情况，分主次施治。

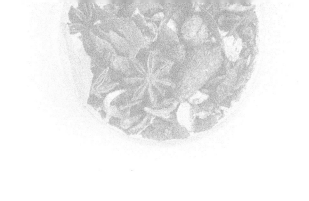

第二章

主病主诉

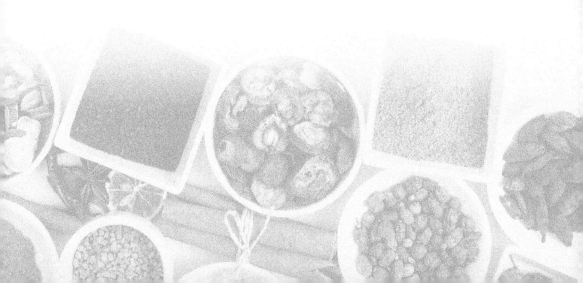

以蛋白尿为主诉

患者小便混浊、泡沫浓重不散，伴周身乏力固重，晨起吐恶，或见头重头晕，或嗜睡腰酸，遂以尿检，发现肾病。也有尿检少量蛋白者，如男性前列腺炎、女性泌尿系统感染等，大凡尿检出现蛋白者，甚至出现大量蛋白者，则以肾病居多。

医案

闻某，男，38岁

患慢性肾炎15年余，曾在多家医院治疗未见好转，且反复不愈。期间经肾穿刺诊断为膜性肾病，并用泼尼松（强的松）及免疫抑制剂等西药控制。但每遇感冒或不明原因，病情再度加重。经病友介绍前来我处施治。症见头面四肢肿甚，双下肢凹陷性水肿，伴腹胀腹肿，恶心欲呕。总蛋白41 g/L，白蛋白18.5 g/L，球蛋白22.5 g/L，A/G= 0.82，24 h尿蛋白总量3.125 g，因长期低蛋白血症，故一身悉肿。

证属：肾失开阖，脾失健运。

治拟：培元固肾、利水消肿治宜。

方用：郭氏疏导内消汤加减化裁，并以利水消肿为先。

药用：藤梨根，地公，山萝卜，羊角风，车前子，杠板归，生黄芪等。

配方7剂后，水肿渐消，原周身困重感轻松了许多。再续方15剂，此时以培元固肾、利水消肿并重。服完15剂后，水肿全消。在以后的三诊、四诊中以固精涩遗、温阳化水为主，并在饮食中佐以高蛋白质摄入作为补充。患者原先乏力困重之感全无，尿常规及24 h蛋白尿全都正常。最后共计3个月疗程告临床痊愈，迄今未再复发。现已年余未用任何药物，体检均正常。

按语

　　本医案之所以在较短的时间内得以复康，关键在于以下几个方面：一是诊断正确，用药有准，急则治标，缓则治本；二是因人而异，个体化治疗。患者虽病不轻，但体格强健，故对其用药超出了常规剂量，因而在较短时间内迅速控制了病情，并为后续治疗奠定了基础。三是当病情稳定得到控制，各项指标趋阴性时，逐渐调整了治疗方案。此时以补虚为主、攻下为辅的治疗原则，即扶正以驱邪。并施以适当的食疗，以补充体内蛋白质不足。

以肉眼血尿或隐血为主诉

血尿病因较多，病症也相对复杂。出现血尿的病因有泌尿系统结石、膀胱炎、消化道出血、泌尿系结核等，但出血症状总能以痛与不痛来大致分出病的类别，如肾结石除见洗肉水样血尿外，还伴有腰部绞痛等症；膀胱炎引起的血尿，则有尿频、尿急、尿痛及小便窘迫之感；而肾性血尿尿色呈淡红色、鲜红色或茶褐色，尿检不仅有隐血，还往往伴有红细胞及少量蛋白。

医案

杨某，女，54 岁

2011 年 10 月初诊，自述肾性血尿近 20 年，近年血尿加重，肉眼血尿，偶见蛋白尿及红细胞尿，经人介绍来我处门诊。经尿检：隐血（++++），红细胞 132 个 /HP，尿蛋白（+），红细胞异形率 82%。患者颜面焦黄少华，少气懒言，舌红苔薄，脉细数。中医确诊为：血尿。

证属：肾气不足，阳虚火旺。

治拟：补肾益气、滋阴降火治宜。

方用：郭氏疏导内消汤合小剑饮子加减。

药用：藤梨根，紫花草，夏至草，落地蜂，石韦，丹皮，消饭花，生地黄，黄芩，杠板归，山栀根，小叶兰，炙甘草。配方 15 剂，水煎服，每日 1 剂，日服 2 煎，早晚各 200 ml。

15 天后尿检，隐血（++），红细胞 32 个 /HP，尿蛋白（-）。自感舒服很多，纳食两便均正常。

二诊：继服上方，随证加减。减山栀根、小叶兰、落地蜂，加生黄芪、茯苓、鸡血藤。再方 15 剂，服法同上。

再尿检，全部阴性。

三诊：为巩固治疗，上方加太子参、当归、大枣。

再尿检，仍阴性。迄今已三年有余未见再发，告痊愈。

 按语

本患者在外院治疗近10年，未见疗效，其主要原因是未对证施治，翻阅其当地配方发现，所用药物大多为补肾温阳之品，故使其病证南辕北辙。本病阴虚火旺，迫血外行是主因，当以滋阴凉血之品为要，又因病患日久，肾气亏虚，故在使用凉血之品之际，必须佐以行气补中之药。两者相辅相成，方能相得益彰。

以红细胞尿或白细胞尿为主诉

红细胞尿：显微镜每高倍视野平均可见1~2个红细胞，即为异常表现；如每个高倍视野红细胞在3个以上，而尿外观无血色者，称为镜下血尿；如尿外观呈洗肉水样或赭红色，则为肉眼血尿。

白细胞尿：指新鲜离心尿液每高倍镜视野白细胞超过5个，或者一小时新鲜尿液白细胞数超过40万或者12 h尿液中超过100万个。显微镜检查尿白细胞低于5个/高倍视野为正常。

医案

林某，女，34岁

2016年3月自感乏力腰酸，便溏。入当地医院检查，尿红细胞（+++），白细胞（+++），尿红细胞异形率85%，诊断为急性肾盂肾炎。患者自诉工作劳累，加班数月未曾充分休息，目前，眼睑水肿，颜面虚浮，舌淡，苔白滑，脉沉细。患者10岁时曾患肾炎，在我处治愈，故来我处就诊。

诊断为：慢性肾炎（复发）。

证属：肾气亏虚，脾阳不振。

治拟：益气固肾，温阳健脾治宜。

方用：郭氏疏导内消汤合小蓟饮子加减。

药用：藤梨根，莲钱草，九头狮子草，石韦，大蓟，小蓟，蒲公英，马鞭草，生山栀，小叶兰，菟丝子，车前子，肉桂，干姜，大枣，甘草。配方7剂，水煎服，每日1剂。

二诊：尿检红细胞（+），白细胞（+）。患者自感轻松许多。

再追上方7剂，并加落地草、夏至草，去肉桂、生山栀。服法同上。

三诊：尿检指标皆为阴性。

考虑到患者有既往肾病史，故再方1个月予以巩固治疗。

药用：太子参，山萸肉，淮山药，茯苓，泽泻，牡丹皮，落地草，平地木，夏至草，当归，鸡血藤，虎杖，大枣，干姜。

四诊：尿检指标皆为阴性，故停药观察月余。

五诊：尿检指标仍皆为阴性，继续停药观察2个月。

六诊：尿检指标仍皆为阴性，本病告愈。

按语

患者本病再发曾入当地医院诊断为肾盂肾炎，用药2周未见好转。结合既往肾病史，本人诊断为慢性肾炎（复发型），因诊断正确，用药适当及时，因而本病迅速康复痊愈。

由此可见，正确施诊不仅要了解疾病的症状、发病的原因，还要与既往病史、家族病史等相关病史紧密结合，从而作出正确的结论，为正确用药奠定坚实的基础。

以水肿为主诉

水肿，有许多原因可以导致。如，肾病的某一时期、严重贫血、淋巴回流受阻、心源性水肿、肝肾综合征终末期等。但由肾病引起的水肿具有较明显的特征，肾病初起以头面水肿、睑肿形如蚕卧为特征，病久则以双下肢凹陷性水肿为特征，盛则头面四肢胸腹膨胀，全身悉肿。

医案

潘某，女，29 岁

日前因感冒 5 天，遂发现眼睑水肿，1 周后颜面四肢肿甚。尤以双下肢凹陷性水肿为甚。因儿时曾患肾炎，并在我处治愈已 25 年，现再现此病，家属陪伴直奔我处施诊。此时，尿检蛋白（++++），24 小时尿蛋白总量 3.2 g，潜血（++），白细胞（+），红细胞 38 个 /HP。西医诊断：慢性肾炎急性发作；中医诊断：水肿（风水）。

证属：风水。

治拟：疏风制水、健脾固肾治宜。

方用：郭氏疏导内消汤加麻黄连翘赤小豆汤加减。

药用：杠板归，龙梗，鸭跖草，马鞭草，姜半夏，干姜，麻黄，桂枝，连翘，赤小豆，防风，羊角风，车前子，大枣。配方 7 剂，水煎服，每日 1 剂，日服 2 煎，每次 200 ml。

二诊：7 天后水肿全消，检尿蛋白（+），潜血（±），白细胞（-）。再方 15 剂。

药用：藤梨根，落地风，杠板归，龙梗，小青草，小芦根，剑兰，拉藤，马鞭草，干姜，大枣。服法同上。

三诊：继服上方加太子参、白芍、淮山药、茯苓。

尿检全部阴性，告临床治愈，考虑患者继往肾病史，后经巩固治疗1个月，迄今未复发，告痊愈。

按语

本症属中医"风水"范畴，因患者平素体虚，加之运动后冒雨涉水，诱发肾炎夙病，故药中以麻黄、桂枝两药为君药，以发汗利水；以防风、连翘为臣药，以固密腠理；余药均为使药，以调整脏腑各部；大枣、干姜以和诸药并发汗止呕。全方君臣佐使明确，药量切合实体，故病不久告愈。

以高血压为主诉

在生活中，常常能听见或看见这类人，他们经常感觉自己头昏头晕，但稍作休息或嗣后症状减轻或消失，故未予重视。殊不知高血压也会引起的心、脑、肾等疾病。

医案

洪某，男，57 岁

3 年前自感头晕，偶见耳鸣，稍作休息，症状减轻或消失，故未在意。去年始头晕伴头痛，兼下肢水肿，入夜益甚。遂经上海三甲医院诊治，被明确诊断为高血压性肾病。入院血压 220/120 mmHg，三酰甘油 6.2 mmol/L。血检肾功能：血肌酐 245 μmol/L，血尿素氮 13.38 mmol/L，血尿酸 554 μmol/L，肾小球滤过率 25 ml/min。尿检蛋白（+++），隐血（++）。家族史：父亲因脑溢血病故，兄妹均有高血压病史。故诊断为遗传性高血压性肾病。高血压 Ⅲ 级，肾功能 Ⅳ 级损害。后经人介绍来我处施治。

证属：肝阳上亢证，溺毒。

治拟：平肝熄风、排毒泄浊治宜。

方用：郭氏疏导内消汤合天麻钩藤饮加减。

药用：藤梨根，石菖蒲，大叶兰，豨莶草，钩藤，天麻，龙梗，山萝卜，决明子，羊角风，马蹄黄，炙甘草。配方 15 剂，水煎服，每日 1 剂，日服 2 煎，每次 200 ml，早晚各 1 次。

半个月后，血压 155/95 mmHg，水肿消退。

二诊：转方 15 剂。一个月后，检血肌酐 165 μmol/L，血尿素氮 8.3 mmol/L，血尿酸 445 μmol/L，尿检蛋白（+），隐血（±），血压

145/92 mmHg。

三诊：再方15剂。服后自感无任何不适，各项指标继续下行。现仍在施治中。

按语

患者有高血压家族史，因基础血压偏高，故未见明显不适，未予重视。有本病统计显示，原发性高血压如不日常控制血压，有20%的高血压患者必然导致肾病。甚者引起慢性肾衰，本案患者即是。

本病重在预防，当家族中有高血压病史，则应时常关注自己的血压，特别是年龄超过50岁时，则更应注意。当血压超过了正常值，应密切关注，并及时用药，以免在不知不觉中损害心、脑、肾等脏器功能，甚至可能会造成无法挽回的后果。

以多饮多食多尿为主诉

多饮：由于多尿，水分丢失过多，发生细胞内脱水，刺激口渴中枢，出现烦渴多饮，饮水量和饮水次数都增多，以补充水分。排尿越多，饮水也越多，形成正比关系。

多食：由于大量尿糖丢失，如每日失糖 500 g 以上，机体处于半饥饿状态，能量缺乏需要补充，引起食欲亢进，食量增加、同时又因高血糖刺激胰岛素分泌，因而患者易产生饥饿感，食欲亢进，老有吃不饱的感觉，甚至每天吃五六次饭，主食达 1~1.5 kg，副食也比正常人明显增多，还不能满足食欲。

多尿：尿量增多，每昼夜尿量达 3 000~5 000 ml，最高可达 10 000 ml 以上。排尿次数也增多，1~2 个小时就可能小便 1 次，有的患者甚至每昼夜可达 30 余次。糖尿病患者血糖浓度增高，体内不能被充分利用，特别是肾小球滤出而不能完全被肾小管重吸收，以致形成渗透性利尿，出现多尿。血糖越高，排出的尿糖越多，尿量也越多。

医案

徐某，女，64 岁

患者自诉口渴频饮、易饥求食、小溲频多，病属三消，形体消瘦，病已八年，大便干结，不能日行。近日症状加剧，尤以口渴为著，每日须饮水约 3 000 ml，仍觉不解渴，以往曾经中西药物治疗，虽可缓解症状，但不能持久，且均须严格控制饮食，以致形体消瘦，面色黧黑，尤以眼圈颧颞部为甚，脉象细弦，舌苔淡薄，血压 180/120 mmHg。空腹血糖 20.24 mmol/L，尿糖定性（++++），血胆固醇 8.78 mmol/L，三酰甘油 2.99 mmol/L。

证属：水亏于下、火浮于上。

拟治：壮水制火治宜。

方用：知柏地黄丸合苓桂术甘汤加减。

药用：生地黄，熟地黄，天冬，麦冬，党参，炒淮山药，天花粉，茯苓，金银花，墨旱莲，甘菊花，丹皮，泽泻，黄柏，炒知母，制萸肉，白术。配方5剂。

二诊：仍口渴引饮、小溲频多、善食易饥、日益瘦瘦、大便干结、脉象弦细、苔淡薄、根白厚。

证属：阴液亏耗，亢阳。

拟治：壮水制火治宜。

方用：知柏地黄汤加味。

药用：黄柏，知母，大生地黄，炒淮山药，白茯苓，金银花，玄参，天冬，麦冬，生槐花，菊花，郁李仁，丹皮，泽泻，陈萸肉，白术。配方5剂。

三诊：渴饮尿多，已见好转，大便亦润，唯面色黧黑、头晕目眩、神疲肢软、懒于行动、脉象细软、舌苔淡薄。

拟治：鼓动肾气、以生阴液为宜。

药用：生地黄、熟地黄，玄参，川石斛、炒菟丝子，茯苓，天冬，麦冬，车前子，炒覆盆子，淮山药，天花粉、五味子，生葛根。配方5剂。

四诊：渴饮俱减，小溲亦减，唯体倦乏力。

治拟：温润益气治宜。

药用：生地黄，熟地黄，炙龟板，天冬，麦冬、炒党参、菟丝子，炙黄芪，覆盆子，淮山药，茯苓，天花粉，芡实，五味子。配方5剂。

五诊：治疗期间严格控制饮食，空腹血糖正常，血胆固醇6.83 mmol，三酰甘油1.94 mmol/L，血压150/95 mmHg，病情明显改善。

🌥 按语

消渴是燥热为病，上消宜润其肺，兼清其胃；中消清其胃，兼滋其肾；下消滋其肾，兼补其肺。三消之治，不必专执本经，唯临床上以三消兼见的为多，此时究其病因，终属少阴水亏，阳明火炽，故宜滋水治本，制火治标。唯日久之后亦有由阴亏而累及肾中气化的，可见面色黧黑、形寒神倦，甚或阳痿、水肿、苔白舌淡、脉象细濡等证，则须兼用温煦肾气，才能使阴得阳而生化不息。患者三消症状明显，故用知柏地黄丸加味，宗壮水之主以制阳光之法，并加金银花、墨旱莲、鳖甲清血分热；后方加郁李仁以润肠燥，且有导火下行的效果。药后三消症状明显控制，但虚象仍露，此时辨证脉象、舌苔，结合面色黧黑、神倦肢软，乃去知柏之苦寒，加覆盆子、菟丝子、五味子之温煦肾气。之后又加党参，使病情迅速好转。

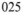

以腰痛为主诉

　　腰痛、表现腰部的一侧或两侧。腰为肾之府，故腰痛与肾关系密切。

　　本病所述腰痛往往是患者本有肾病或肾虚之证，在感受了外部内寒湿热诸邪，尤其以湿邪为患，在肾虚的基础上致气血运行不畅，因而发生腰痛。而多数患者腰痛以酸软为主、喜揉喜按、腿软无力、遇劳更苦、卧则减轻、常反复发作。其实这是肾病或肾虚的典型表现。

医案

　　屠某，男，63岁

　　患者平时自感体健，唯高血压近20年史。近年来经常感到腰痛口渴，伴见双下肢轻度水肿，但入夜益甚，次日又消。更觉不适的是，近期腰酸腰坠持续不解，甚时痛如腰折，故前来就诊。体检双下肢轻度水肿，眼睑也浮，舌淡，质胖嫩，脉濡缓滑，尿检发现蛋白（+++），潜血（++），尿糖2.8 m/L，血压156/105 mmHg，三酰甘油6.5 mmol/L。既往病史不详。有高血压、糖尿病家族史，后血检空腹血糖11.8 mmol/L，餐后2小时血糖25.5 mmol/L。初步诊断为糖尿病性肾病。后经西医全面复检确诊本病。

　　本患者以腰痛就诊，其实质是糖尿病未治而并发肾病，其高血压又因本病而加剧，故本病为糖尿病→肾病→高血压→高血脂，属典型的三高症。

　　证属："消渴""腰痛"范畴。

　　治拟：健脾固肾、平肝潜阳之则治宜。

　　方用：郭氏疏导内消汤合消渴方加减。

　　药用：藤梨根，天瓜根，南参，生藤，马鞭草，生黄芪，茯苓，独枝花，车前子，太子参，菟丝子，绿皮根，丹参。配方15剂，水煎服，每日1

剂，日服 2 煎，每次 150 ml。

15 天后本方见效，腰痛消失，未见水肿。尿检蛋白（＋），潜血（±），血糖、血压均下降。

二诊：继服上方，随症加减，各项体征均趋平稳，自感无明显不适。

按语

本病是因糖尿病所致的肾病，如果失治误治将会进一步影响到心、脑、肾、眼等脏器，其腰痛、水肿则是此病反映于外的一种表现，故对于这类病证必须以预防为主，避免疾病向纵深发展。每年体检是预防本病的有效手段，一旦检查发现有本病趋势，必须早日就诊，千万不能任其发展，控制和预防是治疗本病的第一要务。

以关节疼痛为主诉

在临床上，经常能看见这类患者，日前食用鱼虾或高蛋白食物，翌日或数天后出现周身骨痛，伴腹痛及紫癜。

医案

冯某，男，23岁

不久前患者晨起忽然觉得关节疼痛，且关节部位无明显异常表现，但痛甚。继而脐周隐隐腹痛。翌日，大腿及腹背部针尖样红疹，且以大腿内侧多见，伴低热，遂来我处就诊。实验室检查：血沉96 mm/h，类风湿因子（－），尿检蛋白（＋＋），隐血（＋＋＋＋），红细胞（＋＋），尿免疫五项有四项较高。确诊为过敏性紫癜性肾炎。

患者既往体健，无明显家庭史，现病史发现患者前二天与朋友食用小龙虾约1 kg及啤酒2瓶。故推断病因是食用不洁小龙虾所致。虽然其他人无碍，那是因为个体反映不同所致。本患者属于对这类食物的易感人群。

证属：湿浊壅阻，脾失健运。

治拟：行气降浊、健脾燥湿治宜。

方用：大黄牡丹汤合红藤煎加减。

药用：大黄，牡丹皮，桃仁，爪子，红藤，紫花地丁，连翘，延胡索，金银花，芍药，僵黄，夜交藤。配方5剂，水煎服，每日1剂，日服2煎，每次200 ml，早晚各1次。

服后腹痛消失，红疹隐退，但关节仍隐隐作痛。

二诊：蠲痹汤合红藤煎加减。再方7剂，服法同上。

服后关节疼痛消失，自感无明显不适，只是稍感乏力而已。

三诊：郭氏疏导内消汤加红藤煎。再方 15 剂，服法同上。

经一个月的治疗，患者症状消失，各项检查均转阴，告临床治愈。

按语

本病为典型的过敏性紫癜性肾炎，患者之所以在较短的时间内治愈了原本迁延难愈的紫癜性肾炎，得益于以下几个方面：一是诊断正确，用药得当；二是循序渐进，法则明晰有序，决不颠倒施治；三是应验中医"急则治其标，缓则治其本"的原则。三诊配方各得其所，方一重在排毒泄浊；方二扶正祛邪并重；方三培肾固本为要，兼顾清泄余毒。纵观本病，症、治、方、药，明了清晰，用药有准，故使本病速愈。

以皮肤紫癜或伴腹痛为主诉

紫癜，是皮肤表皮下出现的一种皮疹。病变主要累及胃肠、关节及肾脏等毛细血管壁，使其渗透性和脆性增加，以致造成出血症状。临床表现为皮肤瘀点、瘀斑、关节疼痛，腹痛及血尿等肾脏损害症状。

医案

赵某，女，21岁

患者自诉于去年10月初，出现双下肢对称性皮疹，伴针尖样紫癜，在外院治疗用药后效果不佳。实验室检查血常规：白细胞 13.5×10^9/L；尿常规：尿蛋白（+++），隐血（++），红细胞 8~10 个 /HP，白细胞 3~4 个 /HP。诊断为"过敏性紫癜"。后转入我处治疗，诊为"过敏性紫癜性肾炎"。实验检查：24 h 尿蛋白定量 3.27 g，伴腹痛、关节痛，纳可，睡眠安稳，大便调，泡沫尿，腰隐痛，舌红、苔薄、脉细数。

证属：阴虚火旺，肾阴亏虚。

拟治：凉血止血，滋阴清热治宜。

方用：知柏地黄汤合疏导内消汤加减。

药用：生地黄，丹皮，地骨皮，蝉蜕，紫草，墨旱莲，茜草，赤芍，薏苡仁根，银花，薏苡仁，连翘，大蓟，莲肉，白茅根，莲须，生甘草，大枣。

二诊：服药月余，患者病情日渐好转，24 h 尿蛋白定量下降至1.05 g。

三诊：服药月余，24 h 尿蛋白定量下降至 0.40 g。

四诊：服药月余，24 h 尿蛋白定量下降至 0.25 g。

五诊：服药月余，检查：尿常规蛋白阴性，红细胞 3~6/HP。无不适症状。继续服药，以巩固疗效。

按语

　　临床发现多数过敏性紫癜性肾炎是鱼虾过敏。但也有过敏性紫癜性肾炎发病原因不明，诱发病因较多。临床以清热、养阴、疏风、固本治拟收效颇丰，较多患者是单独服用中药而取效的。本病急性发作阶段以热毒内炽型为多见，故以清热凉血为主，紫癜反复可加入祛风药，如：夜交藤，以增强抗过敏作用，但祛风活血对紫癜消失有一时之效，终还需以益气健脾、活血祛风收功。病程迁延日久，出现脾肾亏虚之证，培补脾肾、调整免疫功能成为重要治拟。本病须根据不同阶段、不同证候，辨证施治方能取得理想的效果。

以中耳炎或扁桃体化脓为主诉

中耳炎是累及中耳（包括咽鼓管、鼓室、鼓窦及乳突）全部或部分结构的炎性病变，好发于儿童。可分为非化脓性及化脓性两大类。

扁桃体炎为腭扁桃体的非特异性炎症，是咽部扁桃体发生急性或慢性炎症的一种病症，常见于青少年。本病多发于春秋季节，为耳鼻咽喉科的常见病。

医案

田某，女，15岁

患者自诉3个月前发热（38.6℃~39.2℃）后一直血尿，曾住院治疗，现在咽痛。测体温36.5℃，血压130/85 mmHg，查咽红，扁桃体肿大。脉浮，苔薄，舌光红。尿色深，查尿蛋白（++），红细胞（+++），血生化检查均在正常范围。肾病理检查提示弥漫性肾小球系膜细胞轻度增生，小管、间质、小血管未见病变；免疫病理：IgA（+++）。中医诊断：尿血、乳蛾肿大。西医诊断：IgA肾病轻度系膜增生、扁桃体肿大。

证属：风热外袭，搏结于咽喉，致乳蛾肿痛，继而循经络而入肾。

一诊：肾主水、封藏精微而司开阖。近因风热之邪上受，由咽喉而及肾，致封藏失权、开阖失度，使精微物质从尿中泄漏而出，发生蛋白尿、血尿。唯病延三月，仍有咽痛、乳蛾红肿，脉浮，苔薄，舌光红，乃风热之邪未净。

拟治：以疏风散热、清上治下治宜。

方用：银翘散合疏导内消汤加减。

药用：蝉衣，连翘，金银花，黄芩，虎杖，白茅根，芦根，生茜草，麦冬，天冬，桔梗，生甘草。配方7剂。

二诊：咽痛已除，扁桃体急性炎症逐渐控制，继服上方。

三诊：患者现自觉无不适。脉细滑，苔薄，舌光红。查尿蛋白（+），红细胞（+++）。

证属：风邪犯肺。

拟治：疏风清热、宣肺养阴治宜。

药用：生黄芪，女贞子，墨旱莲，干地黄，桑葚子，金樱子，丹参，丹皮，大蓟，小蓟，芥菜花，白花蛇舌草。配方15剂。

四诊：近日连续二次尿检均为阴性。患者一般情况好，脉细滑，苔薄，舌淡红。

拟治：益肾活血治宜。

药用：黄芪，干地黄，当归，赤芍，白芍，川芎，女贞子，墨旱莲，杜仲，虎杖，马鞭草。配方30剂。

患者前后施治共3月余，症状和化验检查不断好转，后巩固治疗月余，各项体征均为阴性。

按语

临床发现很多肾病患者有中耳炎甚至脓耳，但多数患者不清楚中耳炎与肾炎、肾病有什么关系。一些人认为患中耳炎充其量会引起头痛、耳鸣、神经痛之类的不适之症，殊不知中耳炎误治失治会引起一系列的并发症，例如：肾炎、肾病。因为中耳炎一旦化脓，其金黄色葡萄球菌或链球菌通过人体血液的流动，会沉淀在肾脏，从而患上肾病。同样的道理，扁桃体化脓病变的机制与中耳炎化脓病变一脉相承。

因此，化脓性疾病与肾病的起固有着密切的联系。

以肾区绞痛为主诉

肾区绞痛通常指由于泌尿系结石，尤其是输尿管结石导致的突然发作的肾区剧烈疼痛。急性肾绞痛大多是由于结石所致，而且大部分发生于输尿管结石，故所谓的肾绞痛其实很大一部分是输尿管绞痛。肾绞痛不是一个独立的疾病，而是由于多种原因导致的肾盂或者输尿管平滑肌痉挛所致，其发病没有任何先兆，疼痛程度甚至可以超过分娩、骨折、创伤和手术等。

医案

裘某，男，42 岁

患者自诉突发腰部疼痛，且疼痛持续，牵及少腹，伴有血尿、呕吐。尿常规检查：红细胞（+++），隐血（+++）。B超显示：输尿管下段梗阻，下段扩张。诊断：肾绞痛。

证属：湿热下注，气机不畅。

拟治：以清热、利湿、理气治宜。

方用：疏导内消汤合沉香散加减。

药用：威灵仙，海金沙，广金钱草，白茅根，大蓟，小蓟，枳实，厚朴，元胡，沉香粉（冲）。配方 7 剂，水煎服，每日 1 剂，日服 3 煎。

二诊：绞痛控制。续上方 7 剂。

三诊：尿隐血（+）。续上方 7 剂巩固。

四诊：尿隐血（−）。为防止肾结石再发，患者坚持使用排石汤 1 个月以去除肾内结晶，后经 B 超检查，本病告愈。

按语

有些患者一向自认为体健，突然有一天肾区（腰部）剧烈绞痛，痛引腹股沟两侧，伴恶心呕吐，甚至出现肉眼血尿，严重者高热寒战等，在影像学下可明确诊断为肾结石，因结石嵌在输尿管、肾盂或其他神经丰富的敏感部位，因而疼痛剧烈。本病的发生原因与饮食习惯、家族史、用药等因素关系密切。长期患有肾结石未予排出者，则很可能患结石性肾病，甚或导致肾积水，严重者则会影响肾功能。因此，治疗肾结石重在根治，即使结石已排除，仍需将肾内结晶去除，以防后患。

以乏力头晕、小便清长为主诉

乏力、头晕、小便清长之证候多见于中老年患者，特别是老年患者更为多见，若同时患有肾病，则乏力、头晕、小便清长之症必然出现。究其原因，一是老年人的生理功能退化；二是老年人罹患肾病后加重了肾功能的功能衰退。众所周知，肾为先天之本，肾气盛，则体魄强健；肾气弱，则乏力、头晕、小便清长诸候丛生。

医案

孙某，女，65 岁

患者神情怠倦，乏力头晕，小便清长，入夜益盛。2013 年元月初诊。自述肾病五六年史，今年初症状加重，尿检：尿蛋白（++~+++），尿隐血（++~+++），红细胞 35 个 / μl。血检：血肌酐 107 μmol/L，尿素氮 10.3 mmol/L，尿酸 417 μmol/L，血压 155/94 mmHg。舌淡，苔白，脉沉弱。

证属：肾气亏虚。

拟治：益气健脾、培元固肾治宜。

方用：郭氏疏导内消汤加大补元煎加减。

药用：藤梨根，落地蜂，淮山药，菟丝子，怀牛膝，炙黄芪，白茯苓，紫金牛，芡实，金樱子，剑兰，羊角风，小芦根，山茱萸，当归尾，杜仲，钩藤，枸杞子，熟地黄，人参，炙甘草。配方 15 剂，水煎服，每日 1 剂，日服 2 煎，每次 180 ml。

二诊：患者服用上方后自觉症状明显好转，自感有力，夜尿次数明显减少，但双下肢仍有轻度水肿，上方去落地蜂、紫金牛，加肉豆蔻、补骨脂，再方 15 剂，服法同上。

三诊时，患者自述不适之症全无，夜尿 1 次。尿检：尿蛋白（−），隐血（±），红细胞2个/HP。血检：血肌酐91 μmol/L，尿素氮8.2 mmol/L，尿酸384 μmol/L，血压130/85 mmHg。临床体征正常。

继服上方，并随症加减。3个月后各项指标均在正常范围。告临床痊愈。

按语

乏力头晕、小便清长多发生于老年患者。中医谓之：淋证。而淋证常见于：劳淋、气淋、膏淋、血淋、热淋、石淋六证。

劳淋主要是诸淋日久不愈，或过服寒凉，或久病体虚，或思虑伤心，或劳伤过度，或房事不节，而致心脾肾虚，气血不足，湿浊留恋不去，故小便赤涩不甚，但淋沥不已，时作时止，遇劳即发。劳淋以虚为主，亦可虚实夹杂。肾劳者腰痛绵绵；阴虚者舌红少苔、五心烦热；阳虚者面浮肢肿、怯寒肢冷；心劳者心悸、气短、失眠；脾劳者精神困倦，少气懒言。肾虚是劳淋反复发作的主要原因。同时，由于湿热屡犯，或湿热留连不解，耗伤肾阴，病初多为肾阴虚兼夹湿热，病久则肾气亦虚。故肾虚有偏肾阴虚与肾气虚之不同。湿热也有微甚之殊，病初则湿热盛，病久则湿热微。同时肾虚日久，脾气必虚，故多见脾肾两虚。肾失所用，脾不生精，形成劳淋的证候。劳淋每因情志变化而发作，又多见于女性，可见气滞在劳淋发生中的重要作用。气滞可致血瘀，湿热留连也致血瘀，故病程后期多有血瘀证的临床表现。气淋，肝主疏泄，其脉循少腹，绕阴器，抵小腹。情志抑郁，肝失条达，气机郁滞化火，气火郁于下焦，膀胱气化失司，故见脐腹满闷，胀痛难受，小便艰涩，淋沥不已，此为气淋之实证。若久病不愈，或过用苦寒、疏利之剂，耗气伤中，气虚下陷，可见小腹坠胀，空痛喜按。气虚不能摄纳，故溲频尿清而有余沥，气虚水液运行滞涩，则小便不利。面色㿠白亦是气虚之象，此为气淋之虚证。膏淋，湿热注于下焦，阻于络脉，脂液失其常道，流注膀胱，气化不利，不能分清泌浊，故见尿液混浊如米泔水，尿道灼热疼痛，便时不畅，此属血淋实证。若日久反复发作不愈，肾气受损，下元不固，不能制约脂液，故淋出如脂，伴见头晕乏力、形体消瘦、腰酸腿软等证候，此属血淋虚证。

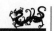

而热淋多见于女性尿路感染之症，通常以清利湿热、利水通淋治之，收效迅速。而石淋则以清利湿热、排石通淋治之，其治疗需有一定的耐心，必须将体内结石、结晶彻底排尽方安。

以小便淋沥、尿如膏脂为主诉

小便淋沥、形如膏脂以老年人居多，也可见于女性尿路感染时所出现的白细胞尿和脓尿。男性多见于前列腺炎、前列腺肥大诸症。较少出现于儿童，如消化不良、风寒内袭、惊吓、丝虫病。此证候大部分发生在老年男性。

医案

徐某，男，75 岁

2012 年患者来我处就诊时，小便淋沥急迫，形如膏脂十余年。期间在当地间断治疗，时好时坏，近年来病症加重，始终不愈。详细询问其病史，发现患者先后患有泌尿系统相关的多种疾病，先是肾结石引起的肾积水，导致泌尿系统时常感染，后经抗炎治疗及排石通淋施治，病症得到改善。由于病症恒长致素体亏虚，不料又罹患肾结核之症，又经抗结核的年余治疗，虽结核病已愈，但身体已极度虚弱。加之年岁渐高，正气羸亏，故他病丛生。近年临床主要表现为小便急迫，胀痛不已，欲尿而滴沥不爽，尿后可见白浊，且尿如膏脂。

证属：膏淋。是因湿热结聚，流注下焦所致。

拟治：清热化湿，利水通淋治宜。

方用：郭氏疏导内消汤合八正散及五淋散加减。

药用：藤梨根，蒲公英，土茯苓，生山栀，淡竹叶，车前子，生地黄，制大黄，瞿麦，萹蓄，白茯苓，当归，赤芍，炙甘草。配方 15 剂。

二诊：患者小便涩痛之感已无，但仍有尿意不尽、尿等待之感，并伴有尿浑浊之证。上方改用郭氏疏导内消汤合八正散及草薢分清饮治宜。

药用：藤梨根，蒲公英，瞿麦，萹蓄，赤芍，川草薢，益智仁，石菖蒲，乌药，茯苓，当归，赤芍，车前子。再方15剂。

三诊：患者尿色已清，小便顺畅，但自感乏力，少气懒言。转上方并改为郭氏疏导内消汤加补中益气汤加减。

药用：藤梨根，蒲公英，石菖蒲，益智仁，当归，茯苓，党参，黄芪，升麻，陈皮，柴胡，白术，炙甘草。配方30剂。

再诊时，患者神情充沛，无任何不适，告痊愈。

按语

膏淋，是慢性老年性常见病，女性多发生于尿路感染时的白细胞尿和脓尿，男性多见于前列腺炎或肥大诸症。但无论是何种原因，总不外乎体虚年迈或长期诸病所致，极少数出现于儿童受惊吓、消化不良或丝虫病症。本节主要阐述老年性膏淋，以小便混浊稠黏、淋涩作痛为主症。治疗当以辨证论治为主，若湿热注于下焦，则以清热利湿、鼓舞肾气为先。若湿阻络脉、暗液失其常道，则宜舒经通络、气化膀胱治之。若见尿液混浊、溲时不畅则为气化失司所致，治宜宣畅气机、补气益肾。总之，膏淋之症宜审证求固，每每可以收到较好的效果。

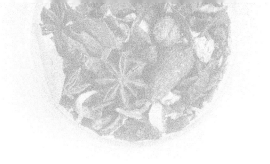

第三章

常见肾病的疗法

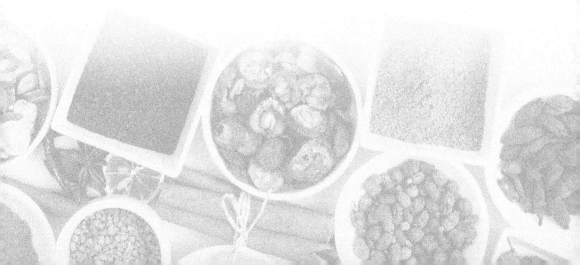

慢性肾小球肾炎

慢性肾小球肾炎，简称慢性肾炎，是由多种原因引起的一组肾小球疾病，而以免疫反应为主，可原发或继发于其他疾病。本病病程长，尿常规检查有程度不等的蛋白尿、血尿和管型尿，早期肾功能可正常，但大多数患者有不同程度的肾功能减退。

本病可发生在不同年龄，以中青年为多，男女发病率之比为 2:1。

慢性肾小球肾炎的病理改变可因病因、病理及病变活动程度而有所不同，病变可以局灶性或弥漫性，随发病时免疫病理机制的不同可表现为不同程度的系膜及内皮细胞增生、毛细血管基膜增厚、基膜增厚伴系膜增生（基膜增生性）及局灶性硬化，进而肾组织萎缩，出现固缩肾等。

病因

多数慢性肾小球肾炎患者的病因目前尚未清楚。有一部分患者是急性链球菌感染后肾炎迁延不愈，病程超过 1 年可转入慢性肾炎。大部分慢性肾炎多不是由急性肾炎迁延而来，有明确急性链球菌感染病史的占 15%~20%。

大部分慢性肾炎可能与免疫复合物沉积于肾小球，或者是由于相应的抗原抗体在肾小球局部形成，激活相应的炎性介质，从而导致了肾组织的损伤。目前非免疫性因素在慢性肾炎的发生、发展中的作用引起了广大研究者的重视。

临床表现

慢性肾炎临床表现多种多样，可轻可重，或时轻时重，变异较大。早期患者可有无力、疲倦、腰部酸痛、纳差。水肿时有时无，一般不严重。

可有轻度高血压。实验室检查多有轻度尿异常，尿蛋白可增多，尿沉渣可见红细胞增多、管型。肾功能多呈轻、中度受损（肌酐清除率下降、氮质血症、尿浓缩功能减退）。这种情况可持续多年、十余年，甚至更长时间。肾功能可逐渐或迅速恶化，发展为尿毒症，并出现相应的临床症状，如贫血、酸中毒和水、电解质紊乱等。

部分慢性肾炎患者除有一般慢性肾炎表现外，突出的表现为持续性中度以上高血压。这些患者可有眼底出血、渗出，甚至乳头水肿。如血压长期得不到满意的控制，则肾功能恶化较快，预后较差。部分慢性肾炎患者可伴有大量蛋白尿，甚至肾病综合征。

此外，部分慢性肾炎患者在相对平稳过程中常因感染（如呼吸道感染）诱发类似急性肾炎的临床表现，如血尿（包括肉眼血尿）、蛋白尿、管型尿、高血压、水肿，肾功能可由此而进行性恶化；某些患者则经适当治疗后缓解或自行缓解。

根据慢性肾炎临床表现可进一步区分为：

普通型：有肾炎的各种症状，但无突出表现。

高血压型：除一般肾炎的各种症状外，有高血压的突出表现。

急性发作型：在慢性过程中出现急性肾炎的表现。

诊断

典型的慢性肾炎诊断不难，病程往往在1年以上，可以有高血压、水肿、血尿、蛋白尿、管型尿等，可以表现为其中的一种也可以是多种表现并存，常伴有不同程度的肾功能损害。还需要排除多种因系统性疾病引起的肾损害（如糖尿病肾病、原发性高血压继发性肾损害、狼疮性肾炎等疾病）。

中医辨证论治

1. 普通型

（1）脾胃气虚，水湿潴留。

主症：颜面或足跗轻肿，倦怠无力，气短懒言，食纳不香，面色少华，舌淡，苔白，脉濡缓无力。本型以轻度水肿为特点。

治拟：健脾、益气、渗湿治宜。

方用：参苓白术散加减。

药用：北芪，白术，党参，茯苓，薏苡仁，淮山药，砂仁，陈皮，紫苏叶。

随症加减：水肿明显者，加石韦、猪苓、泽泻；尿浊或尿蛋白明显者，加萆薢、芡实。

（2）肝肾亏损，阴虚血热。

主症：小便短赤，持续性镜下血尿，头晕眼花，两眼干涩，心烦失眠，耳鸣、腰膝酸痛，咽干口燥，手足心热，舌红少苔，脉弦细。本型以持续镜下血尿为特点。

治拟：滋养肝肾、清热凉血治宜。

方用：杞菊地黄汤加减。

药用：熟地黄，淮山药，山萸肉，泽泻，茯苓，牡丹皮，枸杞子，菊花，五味子，何首乌。

随症加减：血尿明显者，加墨旱莲、茅根；虚热明显者，加知母、黄柏。

（3）脾肾两虚，气血不足。

主症：面色苍白，爪甲无华，倦怠短气，头晕耳鸣，腰膝酸软，胃纳不佳，无水肿或微肿，舌淡、苔薄白，脉细软无力。本型以贫血显著为特点。

治拟：健脾益肾、气血双补治宜。

方用：大补元煎。

药用：党参，北芪，白术，熟地黄，枸杞子，当归，杜仲，菟丝子。

随症加减：形寒肢冷或多尿、遗尿者，加附子、肉桂、淫羊藿（仙灵脾）；尿少、水肿者，加茯苓、泽泻。

2. 高血压型

（1）肝肾阴虚、肝阳上亢。

主症：眩晕，头胀头痛，耳鸣目糊，心烦失眠，腰膝酸软，四肢麻木，头重肢轻，多无水肿或可见下肢微肿，舌质偏红，舌苔薄黄或薄白，脉弦细或弦数。

治拟：养阴滋肾、平肝潜阳治宜。

方用：天麻钩藤饮。

药用：钩藤，白芍，桑寄生，杜仲，何首乌，牛膝，益母草，茯苓，熟地黄，石决明。

随症加减：头痛头胀较剧者，加黄芩、山栀子；头晕头痛等症状较轻者，可改用杞菊地黄丸。

（2）阴阳两虚，虚阳上逆。

主症：头痛眩晕，目糊耳鸣，口干难寐，面色微红，肢冷，腰酸腿软，自汗出，夜多小便，舌淡红，脉弦细。

治拟：阴阳双补治宜。

方用：二仙汤加味。

药用：仙茅，仙灵脾，巴戟天，当归，黄柏，知母，龙骨，牡蛎。

随症加减：阴虚明显者，可加入熟地黄、何首乌、桑寄生；阳虚者，可改用肾气丸或地黄饮子。

3. 急性发作型

急性发作期间，用药参考急性肾炎的治疗；急性发作症状缓解后，用药参考普通型的治疗。

医案

徐某，男，52 岁

2011 年 4 月初诊，患慢性肾炎近 2 年史。尿常规：尿蛋白（++~+++），尿隐血（++~+++），尿红细胞 35 个 /μl。肾功能：血肌酐 129 μmol/L，血尿素氮 8.5 mmol/L，血压 150/105 mmHg。求诊时自述腰酸乏力，头晕耳鸣，小便混浊，舌薄白，脉细弱。

证属：肾气亏虚，精关不固。

治拟：益气固肾、填精止遗治宜。

方用：金匮肾气丸合疏导内消汤加减。

药用：藤梨根，大蓟根，怀牛膝，党参，太子参，芡实，金樱子，

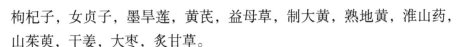

枸杞子，女贞子，墨旱莲，黄芪，益母草，制大黄，熟地黄，淮山药，山茱萸，干姜，大枣，炙甘草。

配方15剂。半个月后患者自述症状减轻。

复诊：患者自觉体力有所恢复，走路轻松了许多，头晕症状消除。尿检：尿蛋白（+），尿隐血（±）。舌红，苔薄，脉细。继服上方，随症加减：去怀牛膝、女贞子，加黄精、薏苡仁。复方15剂。

三诊：复查肾功能，血肌酐95μmol/L，血尿素氮6.3 mmol/L，血压140/92 mmHg。尿检全部阴性。上方加茯苓、落地蜂二药。再方30剂。一个月后，检查各项指标均正常，告临床痊愈。

郭医生的忠告

掌握好慢性肾小球肾炎患者的水电介质平衡是控制症状、保护肾功能的重要措施之一。通常，对无水肿和血压不高的慢性肾小球肾炎患者，应当注意有无脱水和失钠的趋势；有水肿和高血压的患者几乎都存在钠的潴留，应利尿消肿、限盐，以恢复水电介质平衡。另外，患者为慢性肾小球肾炎氮质血症期，为有效保护肾功能则必须有效地控制尿蛋白的流失，因为长期大量的蛋白流失是肾功能恶化的病理基础。

肾病综合征

肾病综合征是一种比较顽固的病证，临床上治疗难度很大。肾病综合征是一组由多种病因引起的临床症群，最基本的特点是高蛋白尿、低蛋白血症、水肿和高脂血症，临床上称为"三高一低"症状。

病因

根据病因，肾病综合征可分为原发性和继发性两大类。原发性肾病综合征是原发性肾小球疾病最常见的临床表现。而继发性肾病综合征的原因比较多，常见的有糖尿病肾病、系统性红斑狼疮性肾炎、感染及药物等引起的肾病综合征。原发性肾病综合征的病理类型也比较多，有微小病变性肾病、病灶节段性肾病、膜性肾病等。肾病综合征属中医学的"水肿""腰痛""尿浊"等范畴。中医学认为，肾病综合征的发生、发展与患者劳累过度、久病误治、体虚及饮食不洁等诱因有关，这些诱因使肺、脾、肾功能失调，引起脏腑气血阴阳不足，导致人体内代谢紊乱，形成肾病综合征，发展到后期，肾虚加重，就会发生"癃闭""关格"等证（尿毒症的表现）。此时，治疗难度增加，如再治疗不当，随时都会危及患者生命。

临床表现

发病前多数无明显原因，有些可有前驱的上呼吸道感染史。通常缓慢发病，但症状出现后的发展较快，其主要临床表现是：

1. 大量蛋白尿

尿蛋白定量 < 3.5 g/24 h，或定性超过"+++"，尿沉渣可有透明或颗粒管型，数量不定。

2. 低蛋白血症

血浆蛋白降低，主要是白蛋白降低至 30 g/L 以下。血清蛋白电泳：白蛋白显著降低，α_2、β 球蛋白单独或同时显著增高，γ 球蛋白多数较低（少数患者，特别是狼疮性肾炎可增高，淀粉样肾病 M 球蛋白的增高也可误认为 γ 球蛋白增高）。

3. 高脂血症

血液中各种脂质含量均增高，临床上一般以测定胆固醇为代表，胆固醇值大多大于 6.2 mmol/L，β 脂蛋白和三酰甘油亦增高。

4. 高度水肿

起病可急可缓，程度不一。典型者全身高度水肿，以面部、下肢、外生殖器明显，严重者可伴有胸腔积液、腹腔积液，一般均伴有少尿，水肿严重者常常伴有食欲不振、大便稀烂、疲乏无力、皮肤苍白等。

诊断

1. 疾病诊断

肾病综合征诊断建立在"三高一低"临床表现的基础上。四项诊断条件中，大量蛋白尿和低蛋白血症是必备的诊断条件，而高脂血症和水肿仅是诊断的辅助条件。

2. 病因诊断

肾病综合征诊断确立后应进一步找出其原发病因，区分出是原发性肾病综合征（原发于肾小球疾病）还是继发性肾病综合征（继发于全身疾病）。

中医辨证论治

1. 脾阳不运

主症：全身水肿，按之凹陷，腹胀尿少，面色苍白，身重倦怠，纳呆便溏，恶心呕吐，舌质淡，苔白润或白腻，脉濡弱。

治拟：温运脾阳、通利水湿治宜。

方用：实脾饮加减。

药用：党参，白术，茯苓，附子，薏苡仁，北芪，陈皮，泽泻，石韦。

随症加减：胸闷腹胀者，加大腹皮、砂仁；恶心呕吐者，加半夏、生姜；便溏肢冷者，加桂枝、干姜。

2. 肾阳虚弱

主症：全身高度水肿，按之凹陷，可伴有胸腔积液、腹腔积液，阴部肿而冷湿，尿少，腰酸重而痛，神萎倦怠，面色白或晦暗，形寒肢冷，舌质淡胖，苔薄白或腻，脉沉弱。

治拟：温肾壮阳、化气利水治宜。

方用：真武汤加减。

药用：附子，白术，茯苓，泽泻，北芪，桂枝，生姜，石韦。

随症加减：形寒肢冷明显者，加葫芦巴、仙灵脾；头晕气短者，加党参、当归。

3. 阴阳两虚

主症：水肿反复发作，面色白，形寒肢冷，精神疲倦，头晕耳鸣，腰膝酸痛，咽干口燥，舌嫩红少苔，脉象细数。

治拟：阴阳双补、利水消肿治宜。

方用：肾气丸加减。

药用：熟地黄，淮山药，茯苓，泽泻，牡丹皮，山萸肉，附子，肉桂（焗），车前子（包煎），牛膝，麦冬。

随症加减：若以阴虚为主可去附子、肉桂，或改用猪苓汤（猪苓，茯苓，泽泻，阿胶，滑石）。

水肿消失后，水湿虽去而元气亏耗，脏气未复，尤其是脾肾对精微的输布及固涩的功能尚未恢复，表现为尿蛋白仍多，以及由此造成的低蛋白血症仍明显者，此属虚损范畴，治疗应以健脾利湿、固涩精气为主，常用方剂：大补元煎、无比山药丸、精锁固精丸、菟丝子丸。

医案

郑某，男，29 岁

2012 年底发现眼睑水肿，继而延及头面四肢。患者因感冒后发现本病。来我处求诊时尿检蛋白（+++），24 h 蛋白总量 3.6 g，血清总蛋白

43 g/L，A/G=0.83，伴总胆固醇 8.3 mmol/L。三高一低症状明确，诊为肾病综合征。舌质黯，苔薄白，脉细。

证属：脾肾亏虚，湿邪瘀滞。

治拟：健脾补肾、活血祛瘀治宜。

方用： 真武汤合疏导内消汤加减。

药用：藤梨根，炒白术，淮山药，淡附片，黄芪，茯苓，桃仁，益母草，肉桂，豆蔻，川朴，车前子，干姜。配方 15 剂。

服药后症状明显好转，尿量增加，水肿消退，继服上方，随症加减。上方去桃仁、肉桂，加川芎、太子参。配方 15 剂。

一个月后，患者症状全消，尿检阴性。再方 1 个月，并去豆蔻、淡附片，加党参、白茅根。迄今已半年未见再发。

郭医生的忠告

出现高度水肿时应禁盐（可用低钠盐代替）。因为水肿就是水纳潴留造成的，所以禁盐可以减少体内钠的摄入，从而减轻水肿。

限制水的摄入。当高度水肿时限制水的摄入能够减轻水肿的程度。

补充蛋白质。因为肾病综合征高度水肿的原因是大量的蛋白质流失所致的低蛋白血症，因此补充蛋白质就能有效减轻水肿。宜吃鱼，尤其是鲤鱼（鲤鱼含大量的蛋白质）、鸡蛋（去除蛋黄治宜）等食物。

预防感冒。大量的临床实例表明，感冒是导致肾病综合征复发的主要原因，较多的肾病综合征复发前多与风寒湿水有关，因此，中医也将此病称为"风水"病。

适当运动。提高自身的抵抗能力是预防肾病综合征反复发作的关键。一个人如果体魄强健，感冒也会很少发生，即使发生症状也很轻，也不至于诱发肾病。另外，运动还能减轻高脂血症。高血脂是指人体内血脂含量过高过稠，这是因为肾病体虚血液流动不畅所致，增强运动，就能使血流加快，从而降低体内血脂，同时也减轻了肾病综合征的证候，避免了由高脂血症引发的其他疾病。

高血压性肾病

高血压性肾病系原发性高血压引起的良性肾小球动脉肾硬化（又称高血压肾小动脉硬化）和恶性小动脉肾硬化，并伴有相应临床表现的疾病。良性肾小球动脉硬化最常见，为本部分讲述重点。良性肾小球动脉硬化是由于长期高血压缓慢发展而来的肾脏小动脉硬化，导致肾脏缺血性改变，使肾小管和肾小球功能受损。

高血压的病因及其机制目前尚不十分清楚，临床常分为轻度、中度和重度或恶性高血压。轻、中度高血压患者引起的肾损害较轻，很少出现严重肾功能不全，其病理以肾小动脉玻璃样变为主。但恶性高血压患者均伴有肾损害，如不进行有效治疗将迅速发展至肾功能衰竭。

病因

原发性高血压是一种常见疾病，其对肾脏的损害主要是对肾血管和肾功能的损害。在起病初期为全身小动脉痉挛，数年后全身细小动脉硬化，表现为细小动脉内膜下玻璃样变，管壁增厚变硬而狭窄，其中以肾小动脉的病变最为显著。同时发生各脏器的缺血性病变。

中医学认为高血压的形成系肝肾阴虚，水不涵木，肝阳上亢引起。肾阴亏损，相火内动，灼伤阴络，出现血尿。肾的闭藏功能受损出现蛋白尿。

临床表现

病史：年龄多在 40~50 岁以上，高血压病史 5~10 年以上。有过度脑力劳动史，或者过度嗜烟酒者。

脑神经症状：头晕、头痛是本病常见的症状。也可有头部沉重或颈项扳紧感。

消化道症状：可有恶心、呕吐等症状，多由高血压脑病所引起。

视网膜病变：视力模糊，出现视乳头水肿，视网膜出血、渗血。

脑的并发症：脑的血管结构比较薄弱，发生硬化后更脆弱，易在血压波动时致脑出血。此外，小动脉硬化易导致血栓形成而发生脑梗死。

心脏并发症：最常见的高血压性左心室肥厚，患者可出现心悸，或劳力性呼吸困难，阵发性夜间呼吸困难、水肿等。严重者可出现左心衰竭，或者并发缺血性心脏病，出现心绞痛、心肌梗死的临床症状。

尿量变化：早期仅有夜尿增多，继而出现蛋白尿，个别病例可因毛细血管破裂而发生短暂性肉眼血尿，但无明显腰痛。

诊断

1. 体检发现

一般血压持续性增高（150/100 mmHg 以上）；有些患者有眼睑和（或）下肢水肿、心界扩大等；多数动脉硬化性视网膜病变，当眼底有条纹状、火焰状出血和棉絮状的软性渗出，支持恶性肾小动脉硬化症诊断。伴有高血压脑病者可有相应的神经系统定位体征。

2. 辅助检查

多为轻、中度蛋白尿，24 h 定量多在 1.5~2.0 g；镜检有形成分（红细胞、白细胞、透明管型）少，可有血尿；早期血尿酸升高，尿 NAG 酶、β_2-MG 增高，尿浓缩稀释功能障碍；肾小球滤过功能多缓慢下降，血尿素氮、肌酐升高。肾小管功能损害多先于肾小球功能损害。

影像学检查肾脏多无变化，发展致肾功能衰竭时可出现肾脏不同程度缩小；放射性核素检查早期即出现肾功能损害；心电图常提示左心室高电压；胸部 X 线或超声心动图常提示主动脉硬化、左心室肥厚或扩大。

临床诊断困难者应早期作肾活检。

中医辨证论治

本病属中医学的"眩晕""水肿"范畴，多因肝、脾、肾三脏功能失调所致。肾阴素亏而使肝失所养，或郁怒伤肝，肝郁气滞，气机不利，气滞血瘀，使清窍受蒙，久则使肝、脾、肾三脏俱虚。肾脏虚弱，气血不足，气虚则清阳不升，血虚而脑失充养，加之肝郁气滞，气机不利，血瘀络阻以致清窍空虚而眩晕。久病致脾肾阳虚，肾阳衰败，蒸化失司损及脾阳，脾虚则健运失职，聚湿为浊，以致清阳被痰湿所蒙，浊邪不降发生眩晕。因此本病的病机特点为本虚标实，虚实夹杂，故辨析要着重辨虚实，注意标本兼顾。

1. 阴虚阳亢证

主症：眩晕耳鸣，头痛且胀，面色潮红，急躁易怒，腰膝酸软，五心烦热，心悸失眠，舌质红，苔薄黄或舌红少苔，脉弦洪数。

治拟：滋养肾阴、平肝潜阳治宜。

方用：杞菊地黄丸加减。

药用：枸杞子，菊花，熟地黄，山茱萸，淮山药，泽泻，牡丹皮，茯苓，甘草。

随症加减：肝阳上亢甚者，有风动之象者，加钩藤、石决明、夏枯草；阴虚甚者，加知母、女贞子。

2. 气血亏虚证

主症：眩晕，动则加剧，劳累即发，唇甲不华，发色不泽，神疲懒言，心悸不寐，纳差便溏，甚则小便不利，肢体水肿，舌质淡，苔薄白，脉细弱或结代。

治拟：补益气血、健运脾胃治宜。

方用：归脾汤加减。

药用：党参，黄芪，当归，茯苓，木香，酸枣仁，远志，龙眼肉，阿胶（烊化），大枣。

随症加减：头晕甚者，加黄精、熟地黄；腹胀纳呆者，加神曲、鸡内金；水肿者，加猪苓、车前子。

3. 肾精不足证

主症：眩晕耳鸣，失眠多梦，腰膝酸软。偏于阳虚者，四肢不温，形寒肢冷，纳差便溏，舌质淡，脉沉细无力；偏于阴虚者，五心烦热，舌红少苔，脉弦细数。

治拟：偏阴虚者，补肾滋阴治宜；偏阳虚者，补肾助阳治宜。

方用1：补肾滋阴者，以左归丸加减。

药用1：熟地黄，淮山药，山茱萸，菟丝子，枸杞子，怀牛膝，鹿角胶，龟板胶，女贞子。

方用2：补肾助阳者，用右归丸加减。

药用2：熟地黄，淮山药，山茱萸，枸杞子，杜仲，菟丝子，制附子，肉桂，当归，鹿角胶，牛膝。

随症加减：阴虚内热明显者，加鳖甲、知母；阴阳两虚明显者，方用2加龙骨、牡蛎。

4. 痰浊阻滞证

主症：头晕重着，胸闷恶心，面部或肢体水肿，腰以下尤甚，小便不利，苔白腻，脉濡滑。

治拟：燥湿祛痰、健脾化湿治宜。

方用：半夏白术天麻汤合五苓散加减。

药用：半夏，白术，天麻，陈皮，茯苓，泽泻，猪苓，桂枝。

随症加减：痰浊甚者，加石菖蒲、胆南星；呕吐甚者，加竹茹、干姜。

5. 气滞血瘀证

主症：眩晕伴头胀痛，痛处固定，经久不愈，面色暗滞，舌淡边有瘀点，脉弦涩。

治拟：活血化瘀、行气利水治宜。

方用：血腑逐瘀汤加减。

药用：当归，川芎，赤芍，桃仁，红花，柴胡，益母草，枳壳。

随症加减：瘀血重者，加三棱；水肿者，加白茅根、车前子。

医案

钱某，男，51岁

患者高血压史15年余，且有明显的高血压家族史，父亲因高血压致中风去逝，兄弟三人均Ⅲ级高血压。当年冬季因感受酷寒，自感头昏头晕且胀痛，入当地医院测血压 220/140 mmHg，蛋白尿（+++），隐血（++），红细胞（+）。患者自述以往无明显不适，只是偶见小便混浊，严重时伴双下肢水肿，此况大约 3 年史，亦未重视，直到本次严重不适，方被当地医院诊为Ⅲ级高血压，高血压性肾病。遂来我处施治。

证属：肝阳上亢，肾气亏虚。

治拟：平肝潜阳、补肾纳气治宜。

方用：杞菊地黄汤加减。

药用：熟地黄，生地黄，淮山药，山茱萸，白茯苓，泽泻，牡丹皮，枸杞子，杭菊花，夏枯草，决明子，知母，炙甘草，豨莶草。配方 15 剂。

患者服药 3 天即感脚步轻松，头脑清明许多。测血压为 148/105 mmHg。服药至 7 天，血压降至 140/95 mmHg。15 天后血压为 135/85 mmHg，并经尿检：蛋白尿（++），隐血（+），红细胞（±）。

再方 15 剂，并在保持血压稳定的基础上，加强对蛋白尿、血尿的控制。继续用杞菊地黄汤加减。

药用：熟地黄，山茱萸，茯苓，泽泻，牡丹皮，芡实，金樱子，黄芪，党参，太子参，车前子，萹蓄，瞿麦，石韦，炙甘草。

一个月后，患者血压、尿常规均正常，并自感无任何不适。为巩固和预防治疗，患者连服本药 3 个月，后告临床痊愈。

❀郭医生的忠告

高血压性肾病，顾名思义是以高血压累及的肾病，临床上约有 20% 的高血压患者必然导致肾病，其余 80% 分别是高血压性心脏病，高血压性脑病（脑卒中、中风偏瘫等）。由此可见，高血压不可小觑，高血压性肾病更应倍加关注，因为稍不留神它还会继续发展，发展引发多种疾病，特别是发展成慢性肾功能衰竭，甚至尿毒症。

糖尿病性肾病

糖尿病性肾病是糖尿病常见的并发症之一。从广义上讲，包括与糖尿病有关的肾脏病，如糖尿病性肾小球硬化、小动脉性肾硬化、肾盂肾炎及肾乳头坏死等。狭义上仅指糖尿病性肾小球硬化症，属糖尿病微血管病变范畴，是一种临床常见的继发性肾病，为糖尿病心、脑、肾三大并发症之一。本章仅讨论狭义的糖尿病性肾病。糖尿病在我国的发病率为6.09%，其中1型糖尿病约占10%，并发肾损害者约为35%；2型糖尿病约占90%，以中老年为多见，并发肾损害者为15%~60%，病情发展较慢，大多死于心脑血管并发症。糖尿病性肾病是慢性肾功能衰竭常见的病因，在美国终末期肾衰竭患者中，糖尿病性肾病占1/3。糖尿病肾病一旦出现蛋白尿，往往不可逆地进展至终末期肾衰竭。虽然糖尿病肾病尚无特异的治疗方法，但及时有效的治疗，可延缓早期糖尿病肾病的进展。糖尿病引起慢性肾功能衰竭者为非糖尿病患者的17倍，为我国常见的继发性肾病之一。糖尿病肾病男性多于女性，男女比例为1.7:1。

病因

西医学对糖尿病肾病发病机制的认识：糖尿病肾病是糖尿病微血管病变的一部分，其发病机制是复杂、多因素的，包括遗传、生化改变，脂质代谢紊乱，肾脏血液动力学改变，肾脏结构异常，细胞因子与多肽生长因子等。

中医学认为糖尿病性肾病属于"消渴""虚劳""水肿"等范畴，其基本病机包括：

1. 饮食不节，积热伤津

长期过食肥甘、醇酒厚味损伤脾胃、脾失健运。

2. 情志失调，郁火伤阴

思虑伤脾或是情志失调，肝失疏泄，使肾失封藏。

3. 房劳伤肾，肾精亏损

房事不节，性欲过度，肾精亏虚，耗伤精气。

4. 先天不足，五脏虚弱

先天禀赋不足，气血两虚，极易精亏液耗，发为本病。

5. 失治误治，燥热伤津

素体阴虚，又误服辛香之品，引发本病。

临床表现

当糖尿病性肾病出现明显的症状时，多已进入较晚的阶段，其临床表现依病程有所不同。

1. 蛋白尿

蛋白尿是糖尿病性肾病的第一个标志。患者由早期的无蛋白尿→仅在一定量的运动后出现蛋白尿→间歇性蛋白尿→经常性、持续性的蛋白尿，大部分患者的蛋白尿在"++"以上。当出现持续性蛋白尿后，肾小球的滤过率即开始下降。随着病程的进展，尿蛋白量逐年增多，尿蛋白量与肾脏病变严重程度相一致。当肾小球滤过率明显低于正常，出现大量蛋白尿后，会很快发展到肾功能衰竭；而 24 h 尿蛋白少于 3 g，尿蛋白量无明显增多者，肾功能衰竭出现缓慢。

2. 水肿和肾病综合征

大约有一半左右的患者会出现水肿，可能是因糖尿病肾病从尿中丢失大量蛋白，久之引起低蛋白血症。但患者年龄越大，其他原因引起的水肿可能性也越多，20%左右的患者有肾病综合征的表现。

3. 高血压

高血压是比较晚期的症状，出现在有蛋白尿时间较长的患者。初期仅在运动后血压增高，有持续性蛋白尿时，血压多持续增高，往往舒张压和收缩压均增高。高血压的出现加速了糖尿病性肾病患者肾功能的恶化。

4. 肾功能衰竭

早期适应排糖的需要，肾小球滤过率增加，血中尿素氮和肌酐的水平正常，在出现持续性蛋白尿后，肌酐清除率约以每月下降 1 ml 的速度逐渐降低，血尿素氮和肌酐浓度增高，出现肾功能不全的临床表现，并在数年之内发展到终末期肾功能衰竭。

此外，糖尿病性肾病常伴有多种并发症，心力衰竭与膀胱炎等并发症常影响肾功能，酮症酸中毒和高渗性昏迷伴循环衰竭时，还可发生急性肾功能衰竭。

诊断

● 有糖尿病病史且未能得到有效控制的糖尿病患者。

● 空腹血糖升高或葡萄糖耐量试验异常。

● 具有肾炎或肾病综合征的临床表现，伴高血压，肾小球滤过率降低。

● 伴糖尿病眼底改变。

● 尿微量白蛋白，尿白蛋白排泄率（UAE）> 30 mg/dl。

● 肾活检有助于早期诊断。

中医辨证论治

根据糖尿病性肾病的临床表现，属于中医学的"消渴""水肿""眩晕""虚劳"等范畴。本病的形成多由先天禀赋不足，五脏虚弱，尤其是肾脏素虚是本病发生的基础，长期的过度的精神刺激，气郁化火，灼津伤液，长期的过食肥甘厚味、辛辣刺激食物，积于胃中酿生内热，消谷伤津耗液，病变在肺、脾、肾，以肾为主。本病的病理性质，以燥热内生、水湿潴留、湿浊内蕴为标实，以气阴两虚、精气亏耗、阴阳两虚为本虚，总属本虚标实证，临床多虚实并见。一般初期以燥热为主，热灼阴燥伤津可致阴虚，病久，燥热之势渐退，精气俱损、肝肾两伤，病情迁延反复，由阴及气，出现气阴两虚的证候，甚者由阴及阳，出现阴阳两虚的证候。终至正衰邪实，阴竭阳亡。

1. 阴虚内热证

主症：烦渴多饮，消谷善饥，口干舌燥，尿频量多，尿色浊黄，身体渐瘦，舌红，苔黄，脉洪数。

治拟：滋阴清热治宜。

方用：白虎汤合人参汤加减。

药用：生石膏，知母，人参，生甘草，淮山药，天花粉，沙参，黄连，麦冬。

随症加减：口渴多饮者，加生地黄、石斛；口鼻干燥者，加桑白皮。

2. 气阴两虚证

主症：面色无华，神疲乏力，形体消瘦，腰膝酸软，心悸气短，口渴欲饮，尿频尿多，舌尖红，苔白，脉细数无力。

治拟：滋阴清热、健脾益气治宜。

方用：生脉散合玉女煎加减。

药用：人参（另煎），麦冬，淮山药，黄芪，牡丹皮，赤芍，竹叶。

随症加减：口渴欲饮者，加玉竹、山茱萸；大便干者，加火麻仁、大黄。

3. 肝肾阴虚证

主症：头晕耳鸣，腰膝酸软，多梦遗精，尿频尿多，浊如脂膏，视物昏蒙，舌红少苔，脉细弦数。

治拟：养阴润燥、滋补肝肾治宜。

方用：六味地黄丸加减。

药用：熟地黄，山茱萸，淮山药，牡丹皮，茯苓，知母，当归，白芍。

随症加减：腰膝酸软、头晕目眩者，加菊花、枸杞子；咽干不适者，加麦冬、生地黄。

4. 阴阳两虚证

主症：面黑憔悴，耳轮干枯，咽干舌燥，腰膝酸软，阳痿或阳强，畏寒肢冷或五心烦热，尿频失禁或尿量短少，下肢水肿，舌质淡暗，苔白而干，脉沉细无力，或伴恶心呕吐。

治拟：滋肾固精、温补肾阳治宜。

方用：金匮肾气丸加减。

药用：附子片，肉桂，熟地黄，淮山药，山茱萸，牡丹皮，泽泻，茯苓，桑螵蛸，覆盆子，赤芍，红花。

随症加减：阳痿早泄者，加仙灵脾、金樱子；五心烦热咽干舌燥者，去附子片、肉桂，加黄柏、知母。

5. 阳虚水泛证

主症：全身不同程度水肿，腰际下为主，甚至腹部肿大，胸闷气促，腰膝酸困，四肢不温，神疲怯寒，小便短少，腹胀纳差，舌质淡胖，苔白或腻，脉沉细无力。

治拟：化气行水、温肾健脾治宜。

方用：真武汤加减。

药用：附子，白术，茯苓，生姜，白芍，仙灵脾，川楝子，益母草，丹参，淮山药，芡实。

随症加减：水肿甚者，加附子、干姜；尿少不利者，加车前子、猪苓；恶心呕吐者，加竹茹、半夏。

医案

潘某，男，72岁

患糖尿病史15年余。3年前发现双下肢凹陷性水肿，自行间断服药从未正规施治。近期症状加重，遂来我处诊治。血检：血肌酐272 μmol/L，尿素氮18.83 mmol/L，随机血糖30.42 mg/dl。尿检：隐血（++），尿蛋白（++++），红细胞（+）。血压160/110 mmHg。症见双下肢按之没指，尿少便溏，乏力困重，少气懒言，腹胀腹肿，舌质胖大，苔白而滑，脉沉细无力。

证属：脾肾阴虚，气机不畅。

治拟：温肾健脾、行气利水治宜。

方用：真武汤、五苓散消渴方加减。

药用：大腹皮，茯苓，芍药，猪苓，泽泻，白术，生姜，黄连，藕节，黄芪，桂枝，桑白皮，陈皮。配方7剂。

服药7剂后水肿消失，尿量增多，腹胀减轻，自感精神好转，食欲有增。再方15剂，原方加红藤、败酱草、忍冬藤、虎杖。患者症状进一步好转。追方15剂后，血肌酐降至130 μmol/L，随机血糖13.25 mg/dl，水肿消失，尿蛋白（±）。现仍在继续治疗中。

郭医生的忠告

糖尿病肾病的饮食，一般以新鲜蔬菜、瘦肉、蛋类等治宜，禁忌辛辣刺激之品；早、中期减少豆类食品，晚期禁用豆类食品，增加优质蛋白质，减少植物蛋白质的摄入，早中期每日蛋白质摄入量为40 g左右，晚期每日蛋白质摄入量为25 g左右，适当增加糖类食品；水肿者要限制钠的摄入，出现肾病综合征者要增加蛋白质的摄入量；早期治疗，尽可能控制血糖，使患者的血糖维持在正常范围，是防止和延缓肾脏病变发生的最重要措施；注意起居，避寒冷，衣着适宜，预防感冒，保持呼吸道通畅，防止并发感染。早期可适当做一些轻松运动，中、晚期患者应控制活动量，由于平卧有利于改善肾血流量，故应卧床休息。纠正糖代谢紊乱，增强抵抗力，可减少感染等并发症。勤洗手足，修剪指甲、趾甲，预防甲沟炎。

痛风性肾病

高尿酸血症肾病是由高尿酸血症及高尿酸性尿导致肾脏内酸盐微结晶沉淀，引起间质炎性反应，肾小管阻塞及肾单位丧失性疾病。高尿酸性肾病可分为急性高尿酸血症性肾病及慢性高尿酸血症性肾病两种，前者常由肿瘤及白血病化疗后引起，临床上主要表现为急性肾功能衰竭；后者则为原发性高尿酸血症所致，也称痛风性肾病。本章只讨论痛风性肾病。

病因

本病的发生多与个人的饮食结构有关。既往认为本病在我国少见，近年来随着我国经济的发展，居民的饮食结构发生变化，蛋白质及高嘌呤含量食物的摄入量明显增加，本病在我国的发病率有增多的趋势。

尿酸是嘌呤代谢的终末产物，正常情况下人体合成的尿酸 2/3 由肾脏排泄。嘌呤代谢紊乱或者尿酸排泄障碍可引起高尿酸血症，当尿液酸碱度（pH）＜5.5 及体内脱水可引起尿酸沉积在肾髓质，引起间质性肾炎，也可在远端肾小管及集合管形成结晶阻塞尿道。

中医学认为本病是由于素体虚弱，卫外不固，复感外邪，内外相因，风寒湿热留驻关节所致。

临床表现

本病多见于中老年患者，85%患者均在 30 岁以后发病，男性多见，女性少见，4%~5%患者有家族遗传史。病史绵长，早期可无任何临床表现或仅有轻微腰痛及轻微蛋白尿，随后由于尿酸结晶沉淀于肾间质——肾小管，使肾小管功能受损，尿浓缩稀释功能障碍为肾受累的最早指征。

晚期肾病变累及肾小球而出现慢性肾功能不全，终末期呈尿毒症的临床表现，17%~25%患者死于尿毒症。但若能早期诊断并给予恰当的治疗，肾脏病变可减轻或停止发展，因此早期诊断及治疗有着重要意义。

肾外表现：主要是痛风性关节炎和痛风石。前者多侵犯第 1 跖趾关节，常夜间发作。痛风石见于关节附近或耳郭皮下。

诊断

典型患者根据痛风的临床表现，结合血尿酸增高 > 357 μmol/L，尿酸排出增加（> 1.0 g/d），诊断并不困难。但要注意与慢性肾功能衰竭所致的继发性高尿酸血症相鉴别。

中医辨证论治

根据痛风性肾脏损害的 3 个阶段，分为相应的 3 种证型：

初期：痰湿阻络，痹阻关节，以关节症状为主，间有蛋白尿、血尿，肾功能损害属早期。

中期：脾肾亏虚，水湿不化，可无明显胃肠道症状，关节炎时有发作，肾功能衰竭属中期。

晚期：脾肾虚衰，湿浊潴留，出现少尿、呕恶等末期尿毒症证候。

1. 痰湿阻络，痹阻关节

主症：关节疼痛，痛有定处，局部灼热红肿，且有蛋白尿、血尿，轻度水肿，困倦乏力，舌质淡红或暗红，有瘀点，脉弦数。

治拟：祛瘀通络、健脾除湿治宜。

方用：桃红四物汤合三妙丸加减。

药用：桃仁，红花，黄芪，当归，熟地黄，白芍，川芎，苍术，黄柏，牛膝，益母草。

随症加减：关节肿痛者，加羌活、威灵仙、秦艽、鬼箭羽、海风藤、络石藤；寒痛者，加乳香、没药、大乌头、蚕砂；发热者，加石膏、知母、金银花、生地黄、连翘；血尿者，加白茅根、侧柏叶、生蒲黄、仙鹤草。此外，关节炎急性期可用玉露膏掺红灵丹外敷，慢性期用回阳玉龙膏或红灵酒外擦。

2. 脾肾亏虚，水湿不化

主症：面色淡黄，神疲乏力，腰膝酸软，遗尿清长，颜面或下肢水肿，舌质淡胖，苔白腻或白滑，脉沉缓。当出现痛风发作，小便灼热刺痛，腰腹绞痛等症状时，可有寒热起伏，口苦咽干，尿少色黄，舌质暗红、舌黄腻，脉细数。

治拟：温补脾肾、化气利水治宜。

方用：六味地黄丸合参苓白术散。

药用：生地黄，熟地黄，淮山药，山萸肉，茯苓，牡丹皮，泽泻，附子，桂枝，牛膝，车前子，人参，白术，桔梗，莲子肉，砂仁，薏苡仁，甘草。

随症加减：下焦湿热者，加瞿麦、萹蓄、蒲公英、紫花地丁、白茅根、小蓟根；肾结石者，加金钱草、石韦、海金沙、滑石；关节肿痛者，加祛湿通络药物。

3. 脾肾虚衰，湿浊潴留

主症：畏寒肢冷，恶心呕吐，得食更甚，口中尿味，胸闷腹胀，大便溏或秘结，心悸乏喘，神情淡漠或烦躁不安，抽搐痉挛，神志不清，齿衄、鼻衄或呕血便血，皮肤瘙痒，尿少面浮，面色白或晦暗，舌淡胖，甚至如玉石，苔白腻或浊腻，脉沉弦。

治拟：通腑泄浊、扶正固脱治宜。

方用：温肾解毒汤加减。

药用：紫苏，党参，白术，炮附子，半夏，黄连，生大黄，丹参，六月雪，砂仁，生姜，薏苡仁根；或同时进行中药灌肠，药用生大黄、生牡蛎、益母草、皂角刺、熟附子，煎汤灌肠每日1次。待呕逆、腹胀等消化道症状改善后适当加用温阳扶正、补肾益气药物。

医案

沈某，男，43岁

3年前参加一次酒宴后，突觉手的食指关节处红肿热痛，入当地医院诊断为高尿酸血症，即痛风。并予秋水仙碱以及别嘌呤治疗。病情缓解不到半年就再度复发，仍用上述两药予以控制，但此后发作频繁，几乎两三个月就会发作1~2次，且原有药物几乎不起作用，加上因痛风而损及肾脏，除血尿酸一直在650 μmol/L左右，还出现了尿蛋白（++~+），隐血（++），并感腰酸乏力，偶见头晕，血压140/92 mmHg。后打听到我处用中草药治疗本症效果明显，遂前来就诊。

证属："湿热痹"痛风性肾损害。

治拟：清利湿热、益肾蠲痹治宜。

方用：除湿蠲痹汤合疏导内消汤加减。

药用：桑寄生，豨莶草，鸡血藤，虎杖，葛根，红藤，车前子，忍冬藤，羊角风，石见穿，龙梗，苍术，茯苓，羌活，独活，陈皮，甘草。

服药7剂后，自感关节各部灵活了许多。现仍在继续治疗中。

郭医生的忠告

对于反复发作的痛风患者，则应治疗与调摄相结合，且以治疗为主，控制痛风的反复发作，目的是不致脏器组织遭受损害。而对于严重的痛风患者，并且已经损害到了脏器实质，肾功能也已遭受了较大的破坏，则应分清痛风症原发与继发的不同，分别进行病因治疗，尽量使痛风少发作，甚至不发作，从而有效地保护机体组织，不致使这些脏器组织损害进一步地发展。根据笔者长期从事治疗痛风症的临床经验发现，痛风初期贵在早治、根治。痛风中期贵在治之以恒，痛风晚期则以缓解与保护并重。早期由于疾病之初，治疗得法易于康复。中期患者由于痛风时期相对较长，且又因病因不同或脏器组织损坏程度的轻重，需要有一个相对较长的治疗过程，即便脏器组织尚无损坏，也应坚持治疗至无临床证候及各种化验指标阴性为止。否则会前功尽弃。晚期痛风的治疗不能追求尽善尽美，要视痛风对自身机体损坏程度，有针对性地选择一些具有一定疗效的药物予以施治，使其尽量缓解或不再发展。减少痛风发作，避免脏器组织特别是肾功能的进一步损坏。在此特别提醒，当痛风发作时不能再用别嘌呤，否则会加剧疼痛，别嘌呤只能在血尿酸较高且不发生痛风时使用，而且连续使用不能超过一个月，否则对肝肾都有一定的损坏。

紫癜性肾炎

过敏性紫癜是全身性以小血管损害为主要病理基础，临床以皮肤紫癜、出血性胃肠炎、关节炎及肾损害为特点的综合征。由于过敏性紫癜患者约 1/3 以上出现肾损害，其预后主要取决于肾病变的严重程度，因此将过敏性紫癜所引起的肾损害称为过敏性紫癜性肾炎。

本病常发生于 10 岁以下儿童，成年人（20 岁以下）中少见。好发生于寒冷季节。约 1/3 患者有细菌、病毒等先驱感染史，但未能证明与链球菌感染的肯定关系。约 1/4 患者与鱼、虾类过敏或预防注射、药物有关。大多数患者呈良性、自限性过程，可于数周内痊愈。但也有反复发作或迁延数月、数年者。

病因

过敏性紫癜性肾炎是过敏性紫癜的继发病变，而过敏性紫癜的病因尚未明确，可能与感染和变态反应有关。部分病例起病前有感染，最常见的是上呼吸道感染（非特异性或链球菌感染），其他如衣原体、水痘和寄生虫等。许多病例病前有药物（抗生素、碘胺、异烟肼、水杨酸盐、巴比妥及碘化物）或食物（乳类、鱼、虾、蟹及蛤等）过敏。目前认为是一种免疫复合物病。免疫球蛋白 A（IgA）在发病中起重要作用。急性期患者血清 IgA 显著增高，IgA 之间具亲和性，可产生高分子量聚合体，90％以上病例出现肾小球和皮肤小血管壁 IgA 免疫荧光阳性。患者急性期血清因子活性低下和肾小球存在纤维蛋白（原），提示凝血机制参与本病发病。

临床表现

1. 肾外症状

（1）皮疹：出血性和对称性分布。皮疹初起时为红色斑点状，压之可消失，以后逐渐变为紫红色出血性皮疹，稍隆起于皮表。皮疹常对称性分布于双下肢，以踝、膝关节周围多见，可见于臀部及上肢。皮疹消退时可转变为黄棕色。大多数皮疹可有多次反复，个别可连续发作达数月甚至数年。

（2）关节症状：多数以游走性多发性关节痛为特征。常见受累关节是膝、踝和手。症状多于数日内消退，不遗留关节变形。

（3）胃肠道症状：最常见为腹痛，以脐周和下腹为主，阵发性绞痛。可伴有恶心呕吐及血便，偶见吐血。在儿童有时可并发肠套叠、肠梗阻和肠穿孔。其他症状，如淋巴结肿大，肝脾肿大，少数有肺出血所致咯血，肾炎所致高血压脑病或脑紫癜性病变所致抽搐、瘫痪和昏迷。

2. 肾脏损害

多见于出疹后 4~8 周内，少数为数月之后。个别见于出疹之前或出疹后 2 年。最常见表现为孤立性血尿，国内报道有 25%~50% 患者表现为肉眼血尿。蛋白尿多属轻微，但也可发展成大量蛋白尿而表现为肾病综合征。少数患者可出现急性肾功能恶化。部分患者可有高血压和水肿。

过敏性紫癜性肾炎的诊断主要依据是出血性皮疹和肾损害；典型皮疹有助于本病诊断，皮疹稀疏或出现肾脏症状而皮疹已消退者应详细追问病史（包括关节、胃肠道症状）和皮疹形态。对出现典型肾脏症状，如水肿、高血压、血尿、蛋白尿、肾病综合征和肾功能不全者，诊断较容易；对轻微尿改变者，国内一般以尿蛋白定性（＋）和尿红细胞超过 5 个 /HP，或 2~3 个 /HP 作为诊断标准。急性期毛细血管脆性试验阳性，而血小板计数和功能试验正常，对本病诊断有一定参考意义。

诊断

1. **过敏性紫癜的诊断**

（1）可触性紫癜。

（2）首次发病年龄小于 20 岁。

（3）急性弥漫性腹痛。

（4）组织切片显示小静脉和小动脉周围有中性粒细胞浸润。

4 项中符合 2 项或以上，可诊断为过敏性紫癜。

2. **过敏性紫癜性肾炎的诊断**

肾脏受累多发生于皮肤紫癜后 1 个月内，一般紫癜常复发，病程迁延及胃肠道症状严重者肾较易受累。

症状轻重悬殊，除见皮肤、胃肠道、关节等症状外，早期大多数患者可见肉眼血尿，轻者仅见镜下血尿与蛋白尿。出现的浮肿和高血压多已发展到轻、中度。

3. **临床类型**

（1）轻型：仅尿有轻微改变，血尿持续时间较短，水肿、高血压不明显。

（2）急性肾炎综合征：与链球菌感染后肾炎相似，轻度血尿、水肿、高血压，补体多数正常，紫癜消退后尿变化恢复正常。

（3）肾病综合征：有明显水肿，大量蛋白尿，或有轻度血尿，激素治疗效果不如原发性肾病综合征。

（4）急进性肾小球肾炎：起病急，血尿明显，早期即有高度水肿，少尿或无尿，常于 3 个月内发展至肾功能衰竭而死亡。

（5）慢性肾炎：紫癜常反复，病程迁延，最终发展为慢性肾功能不全。

4. **肾组织活检**

常见局灶性系膜增生病变，严重弥漫增殖和新月体形成，免疫荧光检查系膜区 IgA 颗粒样沉着为特征。

5. 实验室检查

（1）尿检见血尿和（或）蛋白尿，多呈低选择性。

（2）血补体 C_3 正常。

（3）血免疫球蛋白 C（IgC）、免疫球蛋白 M（IgM）正常，早期部分患者免疫球蛋白 A（IgA）增高。

（4）部分患者免疫复合物阳性。

中医辨证论治

过敏性紫癜性肾炎的中医治疗当依据病情发展的不同阶段而采取不同的辨证论治原则。早期，风邪袭表，邪热内蕴，病在卫分、营分，应以祛风宣透为主，兼以清营凉血，使邪从表散。中期，营热炽盛，迫血妄行，应以凉血解毒或凉血化斑为主，佐以清气透表。后期，肾阴亏虚，阴虚火旺，当重在养阴清热，佐以凉血化瘀。若病情日久反复不愈，损及脾气，气不摄血者又当益气摄血为主，佐以养血活血。气虚日久、累及阳虚、水湿停滞者，治以温补脾肾，化气行水。少数患者病久，水湿潴留，浊邪上犯，脾肾阳衰，治当温阳散寒，通腑涤浊。临证常分以下 7 型论治。

1. 风邪袭表，邪热内蕴证

主症：突然起病，四肢甚则少腹部及臀部出现红色斑点，自觉经常瘙痒，继之斑点转为紫色，兼有腹痛或关节疼痛，尿赤，舌质淡红或略红，苔白或薄黄，脉浮滑有力。

治拟：散风祛邪、清营凉血治宜。

方用：大连翘饮合清营汤加减。

药用：浮萍，柴胡，蝉蜕，水牛角，金银花，竹叶心，鲜茅根，连翘，紫草，牡丹皮，生地黄，小蓟。

随症加减：皮肤瘙痒重者，加防风、黄芩；腹痛重者，加白芍、甘草；尿血重者，加地榆。

2. 里热炽盛，血热妄行证

主症：紫癜反复不愈，以四肢远端、少腹部及臀部为著，分布较密，此起彼伏，退后骤起，尿涩赤，或暗红，舌红或略暗，脉滑数。

治拟：清热解毒、凉血化斑，佐以利尿治宜。

方用：清营汤合犀角地黄汤加减。

药用：水牛角，生地黄，牡丹皮，赤芍，连翘，丹参，鲜茅根，败酱草，小蓟，车前子，地榆。

随症加减：皮肤瘙痒者，加白鲜皮、黄芩、防风；血尿重者，加蒲黄炭、小蓟、三七粉。

3. 热灼津液，瘀血内阻证

主症：皮肤紫癜，成批出现，此起彼伏，色紫暗，以四肢伸侧、足背为稠密；白睛有紫红色血络，眼睑灰暗，腹痛夜重，口干，但欲漱水不欲咽，便血、尿血；舌质暗红，舌下青筋紫暗，舌苔薄黄，脉涩或弦数。

治拟：滋阴凉血、活血化瘀，佐以解毒治宜。

方用：犀角地黄汤合桃红四物汤加减。

药用：水牛角，生地黄，牡丹皮，赤芍，桃仁，红花，阿胶，玄参，当归，川芎，蒲公英，连翘，小蓟，白茅根。

随症加减：热重者，加石膏、知母；有荨麻疹者，加防风、黄芩；阴虚重者，加龟板、鳖甲。

4. 肾阴亏虚，阴虚火旺证

主症：皮肤紫斑，色红或紫红，以下股、少腹为主，纳谷不香，伴头昏，腰膝酸软，五心烦热，或潮热，盗汗，舌红少苔，脉细数。

治拟：滋阴补肾、清热凉血治宜。

方用：知柏地黄丸合茜根散加减。

药用：知母，黄柏，生地黄，山萸肉，牡丹皮，茜草根，侧柏叶，黄芩，阿胶，甘草。

随症加减：阴虚甚者，加龟板、鳖甲、墨旱莲、女贞子；血热甚者，加紫草、赤芍；血尿重者，加地榆、白茅根、仙鹤草。

5. 脾气亏虚，气不摄血证

主症：四肢皮肤见散在紫斑，斑色暗淡，时起时消，劳则加重，心悸气短，尿赤尿血，头昏、倦怠乏力，纳呆，面色萎黄，舌质淡，苔白，脉弱。

治拟：健脾养血、益气摄血治宜。

方用：归脾汤合黄芪建中汤加减。

药用：人参，白术，黄芪，当归，酸枣仁，远志，炙甘草，桂枝，白芍，地榆，大枣。

随症加减：尿血重者，加仙鹤草、槐花；气虚重者，重用人参、黄芪。

6. 阳虚失运，水湿停滞证

主症：紫癜消退，面色白，神倦乏力，周身水肿，腰膝酸软，畏寒肢冷，纳呆，尿少便溏，舌质淡，苔薄白，脉沉缓无力。

治拟：温阳健脾、化气行水治宜。

方用：真武汤合补中益气汤加减。

药用：制附子，党参，黄芪，白术，茯苓，淮山药，大腹皮，陈皮，当归，干姜。

随症加减：尿蛋白较多者，加菟丝子、山萸肉、桑螵蛸、金樱子；血清蛋白低者，加紫河车、鹿角胶。

7. 脾肾阳衰，浊邪上逆证

主症：紫癜已退，但面色晦滞，精神委靡，嗜睡，气短懒言，脘腹胀闷，纳呆食少，畏寒肢冷，腰膝酸痛，恶心呕吐，皮肤干燥、瘙痒，水肿，泻泄或大便不爽，尿少或尿闭，舌质淡胖，苔白，脉沉细弱。

治拟：温阳散寒、通腑泻浊治宜。

方用：真武汤合大黄附子细辛汤加减。

药用：制附子，干姜，白芍，白术，黄芪，大黄，茯苓，杜仲，牛膝，半夏。

随症加减：大便次数多者，大黄可改制用，以缓其泻下之力；水肿甚者，加桂枝、猪苓；纳呆者，加鸡内金、砂仁。

☁ 医案

唐某，女，21 岁

2011 年 10 月，患者与同学在路边小店食用小龙虾，次日发现四肢皮肤瘙痒，继而出现针尖样红疹，随后伴脐周下小腹部疼痛，并伴关节痛。1 周后伴肉眼血尿。尿常规：尿蛋白（++），隐血（++++），红细胞 95 个 /μl，余项尚可。被当地医院诊断为过敏性紫癜性肾炎，遂用泼尼松（强的松）30 mg/dl。一个月后症状有所减轻，但各项相关检查均呈阳性，后转至我处施治。症见四肢皮肤散在紫斑，斑色暗淡，时起时消，心悸气短，劳则益甚，尿赤尿血，头昏乏力，倦怠纳呆，面色萎黄，舌质淡，苔白，脉弱。

证属：脾肾两虚，肾气不足。

拟治：益肾健脾、鼓舞肾气治宜。

方用：郭氏疏导内消汤合归脾汤加减。

药用：藤梨根、地公、龙梗、夜交藤、忍冬藤、党参，白术，茯苓，黄芪，当归，远志，酸枣仁，槐花，瞿麦，萹蓄，地榆，芍药，生姜，炙甘草，大枣。

服药 1 个月，诸症全消。相关检查均为阴性，自感无任何不适。

继续巩固治疗 2 个月。迄今未见复发。

☁ 郭医生的忠告

首先应避免接触诱发本病的各种"不正之气"，避免鱼、虾、蟹、花粉、牛乳等可能诱发过敏性紫癜性肾炎的饮食。其次应注意防寒保暖，预防感冒，注意运动锻炼，增强体质，提高机体抗病能力。再次，患病后，要卧床休息，避免烦劳过度，节制房事，忌食烟酒。饮食宜富于营养，易于消化，多食新鲜蔬菜、水果。对于血尿患者，应忌食辛辣、香燥刺激物及海鲜发物，如公鸡、海鱼、牛肉、羊肉、鹅等，以免助热化火，加重病情。尿蛋白多且体虚者，应注意不过多食用高蛋白质饮食，以防泄泻。

狼疮性肾炎

系统性红斑狼疮（SLE）是一种侵犯全身结缔组织的自身免疫病，病变常累及多系统、多脏器。其临床特征主要有：

- 不明原因的长期发热
- 多发性关节痛
- 皮肤损害
- 多系统、多器官损害
- 有自发的缓解或加重倾向
- 激素和细胞毒性药物治疗常有效
- 血 γ 球蛋白增高
- 血沉加快
- ANA 可作为筛选试验

系统性红斑狼疮是一种常见病。美国统计资料显示，本病的发病率为 50/10 万，在我国约占人口的 0.7‰。本病女性发病率较男性为高，且以年轻女性为主。SLE 凡有肾损害时，即为狼疮性肾炎（LN）。一般认为，在确诊的 SLE 中，约 70% 已有明显的肾损害。如果 SLE 患者做肾活检，用光镜检查，其肾损害达 90%；如果加上免疫荧光及电镜检查，差不多全部患者都有肾小球损害。有些患者以肾外表现为主，而仅有轻度肾损害，这种患者发生肾衰竭较少；另一些患者则以肾损害为主要外在表现，如表现为肾病综合征，肾外表现不明显，易误诊为原发性肾小球疾病。

狼疮性肾炎是系统性红斑狼疮最常见的内脏损害，肾脏病变的严重程度直接影响 SLE 的预后。

病因

系统性红斑狼疮的发病机制尚不甚明了。大多数患者可能是由于在某些环境因素的作用下，同时具有一定的遗传性的人群发生了异常的免疫应答，持续产生一种或多种致病性自身抗体和免疫复合物，最终导致了本病的发生。目前公认狼疮性肾炎是一种免疫复合物介导性肾炎。

中医并无狼疮性肾炎之病名。根据其临床表现，本病当归于"水肿""腰痛""日晒疮""阴阳毒""温毒发斑""虚劳""眩晕心悸"等范畴。中医学认为本病多是由于先天禀赋不足，肾精亏虚或七情内伤，阴阳失调；或肾精素亏，复感邪毒，或服食毒热之品，致气血阻滞，运行不畅，邪毒久稽经络血脉所致。

临床表现

90%以上SLE见于女性，主要为青、中年女性。一般认为30岁以下者肾脏受累率高。临床肾脏受累者可见于2/3狼疮患者。大部分肾损害发生于皮疹、关节炎等全身受累之后，但约1/4患者以肾脏症状为首发表现。临床上肾受累表现可与肾外器官受累不一致，有些患者肾外表现明显，而肾受累轻；有些患者有明显的肾病综合征或肾功能损害，却无明显的系统受累。

1. 狼疮性肾炎的肾损害表现

约有70%患者有不同程度的肾损害临床表现，以程度不等的蛋白尿、镜下血尿为多见，常伴有管型尿及肾功能损害。大多数患者肾损害程度较轻。另一些患者临床虽有症状，却不至于发展至肾功能不全。只有少数肾损害患者，会出现肾功能衰竭。高血压常与肾功能衰竭程度一致，成为影响预后的重要因素。

（1）无症状蛋白尿和（或）血尿型：此型较常见。主要表现为轻至中度蛋白尿（<2.5g）和（或）血尿。

（2）急性肾炎综合征型：较少见，临床表现酷似链球菌感染后的急性肾炎。

（3）急进性肾炎综合征型：较少见，在临床上酷似急进性肾小球肾炎。其特征为在3个月内，血肌酐值上升≥1倍。在几周到几个月内发生尿毒症。

（4）肾病综合征型：本型常见，约占2/3，但不一定有高脂血症。如不治疗，多数可在2~3年内发展至尿毒症。本型常与原发性肾病综合征相混淆，值得注意。

（5）慢性肾炎综合征型：表现为持续蛋白尿、血尿、管型尿和不同程度的水肿、高血压、贫血及肾功能不全。病程漫长，迁延不愈，进而发生尿毒症。

（6）少数患者可表现为慢性小管、间质性肾炎样的临床表现，即患者有尿比重和（或）渗透压降低，夜尿，高或低钾血症等电解质紊乱的临床表现。

狼疮性肾炎的终末期，可发生尿毒症，此时患者的临床表现（包括血清学检查）可消失或变得不典型。

2. 狼疮性肾炎的全身表现

狼疮性肾炎的全身表现以不明原因的发热、关节炎及皮肤黏膜损害最为常见。伴随受累的系统有肝脏、心脏、中枢神经系统及造血器官，1/3以上患者有多发性浆膜炎（胸膜及心包膜）等。

（1）一般症状：多数患者表现全身乏力，体重下降，90%患者有发热，部分可超过39 ℃。

（2）皮肤、黏膜损害：多数患者于皮肤暴露处有皮肤损害，约半数患者出现面部蝶形红斑，或脱发。部分患者可见荨麻疹、盘状红斑、手掌、指、指甲周红斑、紫癜等；有些患者有口腔溃疡。其中脱发为SLE活动的主要指标。

（3）关节和肌肉：90%的患者有关节痛，常见于四肢小关节。约30%患者有肌痛。长期大量不规则使用激素可导致一些患者发生无菌性股骨头坏死。

（4）心血管：部分患者可发生心包炎，一般为短暂而轻度，少数患者可发生心肌炎的表现。约1/4患者可出现雷诺现象。

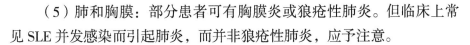

（5）肺和胸膜：部分患者可有胸膜炎或狼疮性肺炎。但临床上常见 SLE 并发感染而引起肺炎，而并非狼疮性肺炎，应予注意。

（6）血液系统：① 红细胞：50%~75%患者呈正色素正细胞性贫血。② 白细胞：60% 的患者白细胞数 $< 4.5 \times 10^9/L$，特别是淋巴下降更为明显。③ 血小板：一般为轻度降低，少数可严重减少，约 50%患者有淋巴结肿大。

（7）胃肠道：可有腹痛，可能与血管炎引起的腹腔脏器病变有关。肝、脾肿大分别见于 30%、20%的患者。少数患者可有腹水。

（8）神经系统：临床表现复杂多样，轻重不一。常表现精神异常，如抑郁、精神错乱等，注意与激素引起的精神异常相鉴别。最引人注意的是癫痫（15%~50%），偶见偏头痛、周围神经炎等。

诊断

1. 系统性红斑狼疮的诊断标准
- 蝶形红斑
- 盘状红斑
- 光过敏
- 口腔溃疡
- 关节炎
- 浆膜炎
- 肾损害
- 免疫学异常

抗 dsDNA 抗体阳性，抗 sm 抗体阳性，梅毒血清试验假阳性，至少持续 6 个月，并由苍白螺旋体制动试验或荧光螺旋体抗体吸附试验证实不是梅毒。

2. 狼疮性肾炎的诊断
- 符合系统性红斑狼疮的诊断标准
- 肾活检示局部增生或弥漫增生性肾炎、膜性肾病
- 1 年后肌酐清除率下降 30%

● 24 h 尿蛋白定量＞1 g

● 持续性血尿，且尿红细胞＞5 个 /HP

● 此外还应排除其他泌尿生殖系统疾病

中医辨证论治

1. 热毒炽盛型

主症：发热持续不退，或壮热口渴而喜冷饮，躁扰不安，甚则神昏谵语，面部对称性红斑，色泽鲜红或皮下红斑，关节疼痛，伴双下肢水肿，或血尿，尿浊，腰痛，大便干结，舌质红或紫暗，苔薄黄，脉数而细（本型多见于狼疮性肾炎的急性发作期）。

治拟：清热解毒、凉血散瘀治宜。

方用：清瘟败毒饮加减。

药用：水牛角，生地黄，牡丹皮，赤芍，知母，生石膏，玄参，黄芩，黄连，山栀子。本型尚可选用犀角地黄汤合五味消毒饮加减治疗。

随症加减：若神昏谵语者，可加用安宫牛黄丸、紫雪丹等；热毒盛者，加大黄；血尿明显者，加小蓟；水肿、排尿不畅者，加白茅根、车前子（包煎）、茯苓、冬瓜皮；渴甚者，加石斛、芦根。

2. 阴虚内热型

主症：面颧潮红、发斑，腰膝酸软或疼痛，头晕目眩，低热，口干咽燥，五心烦热，潮热，盗汗，溲赤便干，舌红少苔或光剥，脉细数（本型多见于狼疮性肾炎的亚急性期或轻度活动期）。

治拟：滋阴清热治宜。

方用：知柏地黄汤加减。

药用：生地黄，山萸肉，淮山药，泽泻，茯苓，知母，黄柏。

随症加减：口干、心烦、舌红、颧红重者，加玄参、何首乌；伴水肿者，加党参、白茅根，茯苓；有血尿、蛋白尿者，加小蓟、益母草。

3. 肝肾阴虚型

主症：面部红斑色泽不鲜，头晕目眩，视物昏花，筋脉拘急，爪甲干枯，急躁易怒，腰膝酸软，男子遗精或女子经少、闭经或月经过多，五心烦热，潮热盗汗，失眠多梦，口干咽燥，持续低热，腹部胀满，尿短赤或混浊如脂膏，甚则见发脱齿摇；舌红少苔或光剥，脉弦细数（本症多见于狼疮性肾炎的缓解期、慢性炎症期、稳定期或部分的隐匿性肾炎期）。

治拟：滋补肝肾治宜。

方用：六味地黄汤加减。

药用：熟地黄，山萸肉，干山药，泽泻，茯苓，牡丹皮，大黄。

随症加减：水肿甚者，加白茅根、茯苓；血尿、蛋白尿明显者，加小蓟、石韦、山楂、桑螵蛸。

4. 脾肾阳虚型

主症：两颧红斑色暗，面色不华，头晕目眩，畏寒肢冷，气短懒言，食少便溏，四肢乏力沉重疼痛，腰膝酸软或腰膝冷痛，小便不利，白浊日久不愈，肢体水肿，男子阳痿，女子月经不调，舌体胖边有齿痕，舌质紫暗或红，或舌质淡，苔薄白，脉沉细无力（本型多见于肾病综合征型）。

治拟：温补脾肾、淡渗利水治宜。

方用：真武汤加减。

药用：茯苓，白芍，白术，生姜，附子，牛膝，车前子（包煎）。

随症加减：伴阴虚者，加生地黄、阿胶（烊化）；气虚重者，加黄芪、党参；腰痛明显者，加桑寄生、川续断。

5. 气阴两虚型

主症：神疲体倦，心悸气短，少气懒言，自汗盗汗，头晕耳鸣，口干咽燥，五心烦热，脉细数（本型多见于经标准疗程的激素治疗后，疾病基本不活动、身体较虚弱者）。

治拟：益气滋阴。

方用：四君子汤合六味地黄汤。

药用：党参，白术，茯苓，熟地黄，山茱萸，淮山药，泽泻，牡丹皮，甘草。

随症加减：易感冒者，加防风、黄芪；贫血重者，加黄芪、当归。

医案

吴某某，女，18岁

3年前突发水肿，少尿，后在人民医院检查治疗时诊为狼疮性肾炎和肾病综合征。经泼尼松（强的松）及环磷酰胺冲击治疗后一度病情稳定，后因不慎感冒，肾病复发，至尿蛋白（++++），遂激素加量治疗后未见改善，试治于中药。初诊见类库欣综合征，满月脸，向心性肥胖，双下肢水肿较甚，颜面红斑隐现，烦躁及兴奋感，尿少，纳呆，脉细数无力，腹胀，腰酸软，抗 dsDNA 抗体阳性，舌红、苔黄厚腻，尿蛋白（+++），血沉 65 mm/h，低蛋白血症，总蛋白 5.9 g，白蛋白 2.7 g，球蛋白 3.2 g，24 h 尿蛋白 3.6 g，诊为狼疮性肾病综合征。

证属：湿热壅阻，肾阴不足。

治拟：清热化湿、利尿滋阴治宜。

药用：藤梨根，虎须，青风藤，茜草，龙梗，太子参，白茅根，泽泻，玄参，夏至草，大蓟根，益母草，茯苓，山萝卜等。

服药 15 剂后，水肿减轻，仅足踝稍有肿，胃纳转佳，尿正常。予上方随症加减化裁后，随症治疗 2 年，DNA 阴性，尿检正常，血常规正常。随访 1 年未见反复。

郭医生的忠告

急性活动期患者应卧床休息，慢性期或病情稳定的患者可适当参加工作，注意劳逸结合，保持情绪良好。避免和积极控制感染，避免诱发SLE 活动因素，如日晒（紫外线照射），可用阳伞或戴宽边帽，穿长袖衣裤。避免预防接种，以及避免使用可引起狼疮活动的药物，如青霉素类、避孕药、肼苯达嗪、普鲁卡因、青霉胺等药物，能引起狼疮活动的药物颇多，故患者用药宜精简和合理。另外，狼疮性肾炎病程长，易反复。因此，在治疗时须有一定的耐心，当西医西药得到有效控制时，中医中药的有效调理是本病痊愈之关键，因红斑狼疮是一种系统性疾病，故需全面而宏观地予以调治。

隐匿性肾小球肾炎

隐匿性肾小球肾炎，又称无症状性血尿和（或）蛋白尿，是指症状及体征不明显，病程绵长，反复发作，病因病理改变多样，有轻度的持续性或间断性蛋白尿或血尿（有时为反复发作性肉眼血尿）的一类肾小球疾病。

病因

本病病因目前尚不清楚，一般认为与链球菌、病菌等感染有关。中医学认为隐匿性肾小球肾炎属于"尿血""虚劳""腰痛"等范畴。其病因常由素体不足，感受外邪以致热毒扰肾、损伤血络或阴虚内热、迫血妄行，皆可导致血尿。蛋白质是人体的精微物质，由脾化生，由肾固藏。脾肾气虚，不能固摄，精微下泄，故见蛋白尿；日久可导致气阴两虚、肝肾亏虚、瘀血内停、湿浊阻滞而成虚实夹杂之证。

临床表现

隐匿性肾小球肾炎大部分患者无明显症状及体征，部分患者可有腰酸、乏力、肉眼血尿等非典型表现。其临床特征主要为尿的异常，可表现为 3 种形式：① 持续性轻、中度蛋白尿、尿蛋白（+~++），24 h 尿蛋白定量小于 1 g，尿沉渣中可有颗粒管型，并可有少量红细胞（5 个高倍镜）。病理改变多为轻度系膜增生或局灶系膜增生性。② 持续或间断血尿为主，相差显微镜检查尿红细胞以畸形为主。常在发热、咽炎、过劳、受凉、药物损伤等诱因影响下，出现一过性肉眼血尿为局灶性增生。③ 持续性蛋白尿和血尿，有时还可出现水肿、血压增高等，但当诱因过后，又可回复到原来的隐匿状态。这类患者预后较差，易缓慢发展至肾功能不全。病理改变为较明显的系膜细胞增生，膜增生性、膜性肾炎和局灶硬化肾炎的早期。

无症状性蛋白尿和（或）血尿是隐匿性肾炎的主要临床表现。中医学属于"尿血""虚劳""腰痛"等范畴。临床上根据传统的宏观辨证，无症状性镜下血尿或蛋白尿，往往会无证可辨。可从面唇舌色、口味喜恶、二便相关性、病史、用药史、脉象等中医学四诊内容及尿常规、尿血浆纤维蛋白的降解物（FDP）、肾活检结果中分析、辨证。本病治疗应根据标本虚实随证治之。

由于本病较少或毫无症状，常常处在一种无证可辨的状态，因此辨证分型要着重于一般情况及望、闻、问、切各诊所得的资料进行分析，并结合该病的发病机制进行考虑。

诊断

隐匿性肾小球肾炎的临床诊断、实验室检查特点主要包括：

无急、慢性肾炎或其他肾脏病史，肾功能基本正常。

无明显临床症状、体征，表现为单纯性蛋白尿和（或）肾小球源性血尿。

可排除其他肾小球性血尿或功能性血尿。

以轻度蛋白尿为主者，尿蛋白定量小于 1.0 g/24 h，但无其他异常，可称为单纯性蛋白尿。以持续或间断镜下血尿为主者，无其他异常，相差显微镜检查尿红细胞以异常为主，可称为单纯性血尿。

中医辨证论治

1. 阴虚血热、迫血下行

主症：小便短赤带血，心烦难寐，口干口渴，目眩耳鸣，腰腿酸痛，舌质红，苔少，脉弦细数。

治拟：滋养肾阴、清热凉血治宜。

方用：知柏地黄丸加减。

药用：生地黄，淮山药，茯苓，泽泻，牡丹皮，山萸肉，知母，黄柏，墨旱莲。

随症加减：血尿明显者，加小蓟、阿胶、白茅根；腰痛明显者，加杜仲、牛膝；心烦难寐者，加麦冬、酸枣仁。

2. 脾胃气虚，统血无权

主症：小便频数带血，尿色淡红或镜下血尿，每于过劳后出现，倦怠少气，食纳减少，面色萎黄，舌淡，苔白，脉细。

治拟：健脾、益气、摄血治宜。

方用：归脾汤加减。

药用：北芪，白术，党参，当归，茯苓，炙甘草，大枣，白芍，熟地黄，墨旱莲，阿胶。

随症加减：腰酸腰痛者，加杜仲、菟丝子；尿蛋白多者，加芡实、金樱子。

3. 脾肾两虚，精微外泄

主症：小便频数，尿检查常有蛋白尿，精神困倦，饮食减少，面色萎黄，头晕耳鸣，腰脊酸痛，舌质淡，脉虚弱。

治拟：健脾益气、补肾固摄治宜。

方用：无比山药丸。

药用：淮山药，熟地黄，山萸肉，茯苓，菟丝子，金樱子，巴戟天，杜仲，北芪。

随症加减：形寒肢冷者，加附子、肉桂；镜下血尿者，加阿胶、墨旱莲。

医案

许某，女，34 岁

2012 年 5 月初诊，自述半年前因不明原因发现肉眼血尿，次日经医院尿检尿蛋白（++），隐血（++），红细胞异形率 ≥ 85%，尿平均红细胞体积 ≤ 80 fl，但自感腰酸乏力，纳差，血压及其他检查基本正常。无明显家族史。曾服用西药及中成药，效果不明显。来我处诊治，舌红，苔薄白，脉细。

证属：气阴两虚，肾气不足之候。

治拟：益气养阴，培元固肾治宜。

方用：参苓白术散合疏导内消汤加减。

药用：藤梨根，地公，蛇退草，荔枝草，党参，太子参，黄芪，茯苓，紫花草，夏至草，山栀根，桑螵蛸，羊角风，薏苡仁根，菟丝子，淮山药，炒白术，石韦，苍术，干姜，大枣。配方15剂。

服药后，自觉腰痛、乏力、纳差之症明显改善。尿检蛋白（±），隐血（±）。继服上方15剂。

1个月后，患者尿检阴性，红细胞形态在正常范围。为巩固治疗，上方连续服用2个月后停药，迄今已近半年各项检查均正常，自觉无任何不适。

郭医生的忠告

反复上呼吸道感染者应在积极控制感染的同时，处理慢性炎症病灶；扁桃体炎反复发作者应择期选用玉屏风散或人参败毒散以护卫固本；有龋病（龋齿）患者应及时处理，以防反复感染后使血尿、蛋白尿加重。

隐匿性肾小球肾炎患者大多体质虚弱且病程较长，治疗关键除了有效控制各类感染灶外，更主要的是增强自身的体质，患者可适量运动，逐渐提高自身免疫力，这对治疗本病亦可起到关键性的作用。

IgA 肾病

IgA（免疫球蛋白 A）肾病是一个免疫病理学诊断名称，是指肾活检免疫病理检查发现在肾小球系膜区有以 IgA 为主的颗粒样沉积，是一组多病因引起的具有相同免疫病理学特征的慢性肾小球疾病，临床表现以血尿为主，且不伴有其他系统性疾病（如过敏性紫癜、肝硬化等）的原发性肾小球肾炎。之所以将 IgA 肾病从隐匿性肾小球肾炎中单独列出，是因本病有其特殊的病理、临床特点，并且是导致终末期肾功能衰竭的一个主要原因。我国 IgA 肾病的发病率占原发性肾小球疾病的 26%~34%。男女之比大约是 2:1。

病因

IgA 肾病的发病机制目前尚未明确。目前众多国内外研究机构研究表明，IgA 肾病可能与免疫有关，由于肾小球和毛细血管球有颗粒 IgA 和 C_3 沉积。

沉积于肾小球的 IgA 或 IgA 免疫复合物导致肾小球损害。常见的病理改变是弥漫性系膜增生或局灶性节段性增生性肾小球肾炎。有些病例为轻微病变、毛细血管内增生性肾炎。

中医学认为本病主要的病因、病机是由于外感风热、湿热之邪或阴虚内热，热邪迫血妄行，或脾虚气弱，气不摄血，导致尿血，其中肝肾阴虚或气阴两虚为本，风热及湿热毒邪为其标。日久阴损及阳。肾阳虚不能温煦脾阳，进而相继出现脾肾气阳两虚。加之风热及湿热毒邪反复侵袭，内外互结，使症状反复，病情缠绵，迁延难愈。

临床表现

IgA 肾病在临床上常有以下几种表现，当发现存在这些临床特征时，应高度怀疑患本病的可能。

1. 发作性肉眼血尿

这是 IgA 肾病最常见的临床症状，常于上呼吸道感染、肠道感染、脊髓炎、腹膜炎、带状疱疹等病症后出现。尤其是上呼吸道感染后 1~3 天即会出现肉眼血尿，故又有"咽炎同步血尿"之称。肉眼血尿出现后可持续数小时或数天，一般不超过 3 天。发作后，部分尿红细胞可消失，部分虽肉眼血尿消失，但可转成持续性镜下血尿。肉眼血尿发作时，可伴有水肿、高血压等急性肾炎综合征表现，少数患者甚至出现急性少尿性肾功能衰竭，但为可逆性。

2. 镜下血尿伴或不伴蛋白尿

儿童和青少年的 IgA 肾病常以此为主要表现。一般无其他症状。

3. 蛋白尿

IgA 肾病约有 60% 有蛋白尿，一般表现为轻度蛋白尿，尿蛋白定量小于 1 g/24 h。少数患者为大量蛋白尿，但不属肾病综合征。

4. 肾病综合征

10%~24% 的患者出现肾病综合征（关于肾病综合征参见相关章节）。

5. 高血压

中国汉族 IgA 肾病高血压发病率为 9.1%。

6. 急进性肾炎综合征

此种临床表现不常见。患者多有持续性血尿、大量蛋白尿、水肿、高血压、肾功能在短期内急剧恶化。

7. 肾功能不全

血尿、蛋白尿、高血压伴有氮质血症。一般年龄较大，最终需要透析等肾脏替代疗法。

8. 其他

IgA 肾病也可出现突发的腰痛、腹痛。

总之，本病临床表现多种多样，部分预后欠佳，需引起重视。

诊断

本病的诊断依靠肾活检标本的免疫病理学检查，即肾小球系膜区或伴毛细血管壁 IgA 为主的免疫球蛋白呈颗粒样沉积。

IgA 肾病只是一个病理类型，要排除继发性系膜 IgA 沉积的情况，才能诊断为原发性。继发性的情况主要见于：① 多系统疾病：过敏性紫癜、系统性红斑狼疮、类风湿关节炎、干燥综合征等。② 肿瘤：肺癌、鼻咽癌等。③ 感染性疾病：麻风等。④ 其他疾病：慢性阻塞性肺部疾病、慢性肝病等。

相关的实验室检查：尿沉渣检查可见：尿红细胞增多，相差显微镜显示以变形红细胞为主，有时可见到混合性血尿。大多数患者尿蛋白可以阴性。有 30%~50%患者 IgA 水平升高。

中医辨证论治

1. 风邪犯肺

主症：小便出血始于恶风发热之后，伴咽喉疼痛，咳嗽。舌苔薄白，脉浮或浮数。

治拟：疏风宣肺、清热止血治宜。

方用：银翘散加减。

药用：金银花，连翘，白茅根，小蓟，黄芩，桔梗，牛蒡子，芦根，竹叶，玄参，甘草。

随症加减：咳嗽者，加桑叶、鱼腥草。

2. 湿热蕴结

主症：小便短赤，尿中带血鲜红，尿道灼热，舌质红，苔黄，脉数。

治拟：清热利尿、凉血止血治宜。

方用：小蓟饮子加减。

药用：生地黄，小蓟，蒲黄，藕节，山栀子，通草，滑石（包煎），淡竹叶，甘草，白茅根。

随症加减：尿血甚者，加仙鹤草、墨旱莲；有风热表证者，加金银花、连翘、荆芥；下焦热盛者，加黄柏、知母；湿热中阻者，加滑石（包煎）、薏苡仁；便秘者，加大黄。

3. 气滞血瘀

主症：尿血暗红或夹有血块，多反复发作，伴腰部酸困，少腹刺痛拒按，或可触到积块，时有低热。舌质紫暗，或有瘀斑，苔薄白，脉沉涩。

治拟：行滞、化瘀、止血治宜。

方用：血府逐瘀汤合蒲黄散加减。

药用：桃仁，红花，赤芍，川芎，牛膝，当归，生地黄，枳壳，柴胡，甘草，蒲黄，五灵脂。

随症加减：尿血量多者，可选加茜草根、侧柏叶、三七粉（冲服）、琥珀（冲服）。

4. 阴虚火旺

主症：小便频数短赤带血，头晕目眩，耳鸣，神疲乏力，口干，心烦，颧红潮热，腰膝酸软。舌质红，少苔，脉细数。

治拟：滋阴降火、凉血止血治宜。

方用：知柏地黄丸合二至丸加减。

药用：知母，黄柏，生地黄，山萸肉，淮山药，牡丹皮，泽泻，茯苓，白茅根，墨旱莲，女贞子。

随症加减：有低热者，加银柴胡、地骨皮、鳖甲（先煎）；心烦失眠者，加夜交藤、酸枣仁；头晕目眩者，加钩藤、菊花。

5. 脾肾两虚

主症：小便带血，尿血淡红，纳食减少，精神疲惫，面色萎黄，头晕目眩，腰膝酸痛。舌质淡红，苔白，脉虚弱。

治拟：健脾益气、补肾固涩治宜。

方用：补中益气汤合无比山药丸加减。

药用：黄芪，党参，白术，甘草，当归，陈皮，升麻，柴胡，淮山药，肉苁蓉，赤石脂。

随症加减：尿血量多者，加阿胶（烊化）、炒蒲黄、血余炭；尿血日久不止者，加牡蛎（先煎）、金樱子；头晕目眩、腰膝酸冷者，加鹿角胶（烊化）、狗脊。

6. 气阴两亏

主症：小便频急，尿血，色鲜红，兼见神疲乏力，或潮热盗汗，口燥咽干，手足心热，面色潮热或萎黄，舌质淡红，苔薄白，脉细缓或虚弱。

治拟：益气、养阴、止血治宜。

方用：参芪地黄汤加减。

药用：党参，黄芪，生地黄，牡丹皮，女贞子，墨旱莲，淮山药，茜草根。

随症加减：盗汗明显者，加浮小麦、煅牡蛎（先煎）、糯稻根；肾精亏虚者，加龟板（先煎）、冬虫夏草、杜仲；津伤者，加玄参、天花粉、川石斛；低热不退者，加青蒿、鳖甲（先煎）、银柴胡、百部。

医案

谢某，男，28 岁

2011 年 3 月初诊，患者经三甲医院肾穿刺后，诊断为 IgA 肾病，系膜增生型肾小球肾炎。经泼尼松（强的松）、骁悉两药治疗，病情有所控制，但无法根治。半年后转我处施诊，尿检蛋白（++），隐血（+++）。红细胞异型率 98%，血压 150/102 mmHg，肾功能正常。仍服用泼尼松 30 mg/d，伴"满月脸"，及向心性肥胖之激素综合征。舌红、苔薄白，舌根腻，脉细数。

证属：阴虚火旺，肾气不固之候。

治拟：养阴清热、益气固肾治宜。

方用：疏导内消汤合六味地黄丸加减。

药用：藤梨根，熟地黄，地公，生地黄，夏至草，玄参，莲肉，牡丹皮，知母，黄柏，芡实，淮山药，山茱萸，白茯苓，金樱子，炙甘草。

配方 30 剂，一个月后患者尿检全部阴性。再撤泼尼松 1 粒，共 3 个月将激素减完。期间坚持服用本药，随症加减。共半年时间停服本药，迄今年余未见再发，告临床痊愈。

郭医生的忠告

表现为肉眼血尿及肾病综合征的 IgA 肾病患者应注意卧床休息，以增加肾血流量，有助于利尿，但应注意适度进行床上肢体运动及床旁活动，防止肢体血栓形成。肉眼血尿转为镜下血尿后，患者可下床活动，并适当进行户外活动。与此同时，要积极预防和控制各类感染。其次，患者血尿严重时忌口也较为关键，此时不宜吃虾、蟹和煎、炸、烤及辛辣之品，以防血尿加重。而对于肾病综合征患者在低蛋白血症时，则需多吃鱼、肉、蛋类等蛋白质含量较高的食物，以避免因体内蛋白质大量流失而导致的水肿。

结石性肾病

尿石症为泌尿系统常见病之一，是泌尿系统各部位结石的总称。尿路在任何部位由于某种原因形成了结石，均可以概括地称为尿石症，包括肾、输尿管、膀胱和尿道的结石，其中尤以肾、输尿管结石最常见。

病因

随着人民生活水平的提高，动物蛋白质摄入量超过谷类，因而尿路结石也由新中国成立前的以下尿路结石（膀胱、尿道结石）为主转而以上尿路结石（肾、输尿管结石）为主。特别是在我国南方各省，肾、输尿管结石为泌尿外科首位常见病。

本病属中医学的"石淋""砂淋""血淋""腰痛"等范畴。关于尿石形成的原因与发病机制，与淋证一样，历代医家均赞成"肾虚而膀胱热"这一提法。肾虚则膀胱气化不利，为结石形成的内在因素，膀胱蕴热则尿受煎熬，日久便会形成结石。所谓"石淋者，水为热乘，如汤瓶久在水中底会结白碱"，便是这一过程的比喻。在结石的形成与发展过程中，气滞血瘀亦起重要作用。气滞则气道不行，血瘀则血路不通，均可促使结石形成；而结石久滞难排，阻塞水道，亦每可导致结石所在部位的气血瘀滞。总之，结石的形成，肾虚是其基础，邪热是其条件，气滞血瘀是其促成因素及发展后果。

临床表现

尿路结石以 20~40 岁为最多，男性多于女性。尿石多数原发于肾和膀胱，肾结石占有重要位置，输尿管结石 90% 以上均来自肾脏。结石有大有小，可单个或多个，可见于一侧，亦可见两侧并存。

肾和输尿管结石的主要表现是与活动有关的血尿和疼痛。其程度与结石部位、大小、活动与否及有无并发症及其程度等因素有关，结石越小症状越明显。肾盂内大结石及肾盏结石可无明显临床症状，仅表现为活动后镜下血尿。若结石引起肾盏颈部梗阻，或肾盂结石移动不大时，可引起上腹或腰部钝痛。结石引起肾盂输尿管连接处或输尿管完全性梗阻时，出现肾绞痛。疼痛剧烈难忍，为阵发性，患者辗转不安，大汗，恶心呕吐。疼痛部位及放射范围根据结石梗阻部位而有所不同。肾盂输尿管连接处或上段输尿管梗阻时，疼痛位于腰部或上腹部，并沿输尿管行径，放射至同侧睾丸或阴唇和大腿内侧。当输尿管中段梗阻时，疼痛放射至中下腹部，右侧极易与急性阑尾炎混淆。结石位于输尿管膀胱壁段或输尿管口处，常伴有膀胱刺激症状及尿道和阴茎头部放射痛。

根据结石对黏膜损伤程度的不同，可表现为肉眼或镜下血尿。以后者更为常见。有时活动后镜下血尿是上尿路结石的唯一临床表现。

结石伴感染时，可有尿频、尿痛等症状。继发急性肾盂肾炎或肾积脓时，可有发热、畏寒、寒战等全身症状。

双侧上尿路结石引起双侧完全性梗阻或独肾上尿路结石完全性梗阻时，可导致无尿。

有时感染症状为尿路结石的唯一表现。特别是儿童上尿路结石，大多数表现为尿路感染，值得注意。

主要检查方法：

（1）X 线检查：应当行腹部 X 线平片及静脉肾盂造影。

（2）B 超检查：主要目的探测输尿管有否梗阻及了解结石的大小和形态。

（3）结石分析：如能通过手术或者是自行排出结石，了解结石的性质，以便于治疗。

诊断

1. 病史

与活动有关的血尿和疼痛，应考虑为上尿路结石。

2. 实验室检查

尿常规检查：镜下血尿，伴感染时有脓尿。运动前后尿常规检查，若运动后尿中红细胞多于运动前，有诊断意义。有时可发现晶体尿。

尿细菌培养：酌情测定血钙、磷、肌酐、碱性磷酸酶、尿酸和蛋白以及24 h尿的尿钙、尿酸、肌酐、草酸含量；了解代谢状态，应判明有无内分泌紊乱，是否存在高血钙、高血尿酸、低血磷、高尿钙、高尿酸等。

3. 影像学诊断

泌尿系X线平片；排泄性尿路造影；B超检查；CT检查能发现平片不显示的结石。

4. 输尿管肾镜检查

可确定结石位置、大小、形状及结石部位与周边组织的现象。

中医辨证论治

1. 湿热蕴结型

主症：小便短赤，灼热刺痛，不畅，尿色黄赤，腰腹疼痛，痛连少腹，或有寒热，口干呕恶，或腰痛如刀割样，伴有血尿，舌红苔黄腻，脉滑数，多见于结石伴感染者。

治拟：清热利湿、通淋排石治宜。

方用：八正散合石韦散加减。

药用：萹蓄，瞿麦，通草，车前子（包煎），金钱草，海金沙（包煎），石韦，大黄（后下），山栀子，甘草梢。

随症加减：若发热、畏寒者，加金银花、蒲公英，以清热解毒；少腹胀坠者，加木香、乌药，以理气行滞；尿中有细砂排出，疼痛剧烈者，加滑石（包煎）、王不留行子、炮山甲，以加强利尿排石之功；加白芍，可缓解疼痛。

2. 气滞血瘀型

主症：小便急迫，排尿不畅，少腹胀坠，或结石嵌顿造成尿路局部充血、水肿，炎症粘连，肾积水，腰痛固定如刺，尿色深红或挟有血块，舌暗红或瘀斑，脉涩。多见于结石粘连伴肾积水者。

治拟：理气行滞、化瘀排石治宜。

方用：沉香散合血府逐瘀汤加减。

药用：沉香，陈皮，当归，冬葵子，桃仁，赤芍，石韦，滑石（包煎），王不留行子，小蓟，蒲黄（包煎），红花，生地黄。

随症加减：气虚者，加党参、北芪，以补气行滞；血尿多而痛甚者，加参三七粉、琥珀末、莪术，以化瘀排石而止血；肾积水明显者，加茯苓、泽泻、车前子，以加强利尿。

3. 脾肾气虚型

主症：病程日久，小便不甚赤涩，但排尿不爽，腰酸隐痛，时作时止，遇劳则发，或尿中细砂排出，神疲乏力，舌质淡，脉细弱，多见于结石活动间歇发作。

治拟：健脾益肾、补气消石治宜。

方用：无比山药丸加减。

药用：淮山药，党参，白茯苓，泽泻，熟地黄，山萸肉，菟丝子，杜仲，牛膝，冬葵子，金钱草。

随症加减：若腰酸明显者，加枸杞子、巴戟天，或肾特康4片，每日3次，以补肾壮腰；乏力纳差者，加白术、生鸡内金，以补气运脾，兼能消石。

4. 肾阳（阴）不足型

主症：腰部酸痛，头晕耳鸣，伴五心烦热，口干咽燥，小便灼热，舌红少苔，脉细数，或伴畏寒肢冷，面色苍白，舌淡苔白脉沉细。多见于结石静止期。

治拟：肾阴不足用滋阴降火，补肾排石；肾阳不足用温阳化气，补肾排石。

方用1：肾阴不足者，用知柏地黄丸加味。

药用1：生地黄，山萸肉，淮山药，知母，川柏，牡丹皮，泽泻，茯苓，女贞子，墨旱莲，海金沙（包煎），琥珀末（冲服）。

方用2：肾阳不足者，用济生肾气丸加减。

药用2：附子（先煎），桂枝，熟地黄，淮山药，山萸肉，白茯苓，牡丹皮，泽泻，菟丝子，怀牛膝，车前子（包煎）。

随症加减：伴血尿者，加小蓟、白茅根，以凉血止血；若尿少不畅者，加猪苓、金钱草，以利尿排石。

医案

朱某，男，41 岁

患者长期生活于山区，饮用水均为当地山水，由于水质富含石灰岩，因此当地患肾结石患者较多。2012 年 3 月，患者突然觉得左侧腰部绞痛，疼痛向腹股沟两侧呈放射样痛并伴呕恶。结合 B 超及 X 线检查，明确诊断为双肾多发性结石，左肾积水。结石最大者 0.8 cm×0.3 cm，积水 1.2 cm。遂来我处治疗。主述：小便急迫，少腹胀坚，腰间刺痛，尿色深红，舌暗红，脉涩。结合各项检查，诊为肾结石伴积水。

证属：气滞血瘀。

治拟：理气行滞、化瘀排石治宜。

方用：沉香散合石韦散加减。

药用：沉香，陈皮，冬葵子，桃仁，赤芍，石韦，大小蓟，王不留子，浦黄，红花，当归，生地黄，石决明，党参，黄芪，茯苓，泽泻，车前子。

本方连服 3 个月。第一个月检查：积水结石均已消失。第二、第三个月为巩固治疗，并嘱禁用当地生水，忌食辛辣与草酸类食物。迄今近 1 年未见再发。告临床治愈。

郭医生的忠告

大量饮水，每日不少于 3 000 ml，使每日尿量在 2 000 ml 以上。尿量增加可稀释尿液，减少沉淀机会，并可促使微小结石排出。在并发感染的情况下，大量饮水可加强引流，有助于感染的控制。

乙肝相关性肾炎

乙型肝炎病毒相关性肾炎简称乙肝肾炎。它是乙型肝炎病毒（HBV）与机体产生相应的抗体结合形成的免疫复合物，在肾小球内沉积而引起的一系列肾脏疾病。近年国外认为，该病还不能排除外乙肝病毒直接对肾脏的侵犯。按病理分类，乙肝肾炎以膜性肾炎及膜性增殖性肾炎多见。

病因

乙肝相关性肾炎属中医学中"水肿""尿血"的范畴，起病之因主要与先天禀赋不足，肝肾阴虚，脾胃虚弱，情志不舒，饮食不洁，感染湿热毒邪有关。

先天禀赋不足或小儿正气未充，脾胃易伤，易感受湿热毒邪。湿热毒邪累及于肝，肝失疏泄，气机不利，一方面不能助脾胃运化水谷，则出现纳呆、腹胀、乏力等症；另一方面水道失于通调，出现水肿。素体肝肾不足或湿热伤及肾阴，肾阴不足，不能气化水津，亦成水肿。阴虚生内热或湿热伤及肾络迫血妄行则尿血。若素体脾胃虚弱，饮食更伤，脾阳虚损，伤及肾阳，以致脾肾阳虚。脾为制水之脏，肾主水，脾肾阳虚，水湿泛滥则水肿。阴阳互根，肝肾阴虚伤及阳气，脾肾阳虚损及于阴，则可形成气阴两虚、阴阳两虚之证。情志不调，肝气郁结，脾失健运，表现为纳呆、腹胀、胁胀等。肝郁气滞，水道失调，发为水肿。若水湿停聚，水病及血，血行不畅，则常伴有瘀血表现。

临床表现

乙肝相关性肾炎临床表现可多种，主要表现为肾病综合征。起病缓慢，多有水肿和疲乏无力，严重者可出现腹水。

儿童患者多有血尿，早期病例，特别是儿童，血压和肾功能大多数在正常范围。少数晚期患者可发展至终末期肾功能衰竭。

大多数患者肝功能正常，部分患者可合并慢性迁延性肝炎，慢性活动性肝炎、肝硬化及暴发性肝炎而出现相应的临床表现。

临床上乙肝肾炎患者在发病前或发病时，肯定有乙肝病毒感染或乙型肝炎病史。乙肝表面抗原、乙肝 e 抗原或乙肝核心抗体持续阳性或乙肝脱氧核糖核酸曾多次阳性，伴或不伴转氨酶升高，有血尿、水肿、高血压等肾炎表现或表现为肾病综合征。

症状不典型者，常伴肝脏肿大，病情多变，起病时以肾炎表现为主，一段时间后又转为以肾病表现为主，无一定规律可循。血清补体正常或降低，循环免疫复合物阳性，有的在肾小管内皮细胞中找到乙肝病毒，肾穿刺活检或免疫电镜可协助确诊。多数病例病程迁延，药物疗效不佳，对糖皮质激素及细胞毒药物及免疫抑制剂大都耐药，以致发展为慢性肾功能不全。但本病有一定自限性，部分患者经护肝调理，在医生的指导下自我疗养和对症积极治疗后，临床症状可减轻，渐至消失，并有自愈倾向。

诊断

诊断乙肝相关性肾炎的三条原则：

肯定有免疫复合物肾炎存在。

乙肝病毒抗原血症。

在肾组织中证实乙肝病毒或其抗原的沉积（如能发现 HBV-DNA 或 HBeAg，提示乙肝病毒在肾组织中复制）。

因此，在肾小球肾炎患者中，常规做 HBsAg 检查很有必要。

实验室检查：

血清学和其他检查：血清丙氨酸氨基转移酶增高，伴絮状试验阳性，乙肝表面抗原阳性。

尿液分析：

少量至中等量的蛋白尿、血尿及管型尿。

中医辨证论治

1. 气滞湿阻证

主证：胁肋胀痛，脘腹痞满，纳食减少，食后胀甚，嗳气，小便短少，甚则肢体浮肿，大便不爽，舌苔白腻，脉弦滑。

治拟：疏肝解郁，健脾祛湿治宜。

方用：柴胡疏肝散合五苓散加减。

药用：柴胡，陈皮，川芎，白芍，枳壳，香附，甘草，白术，茯苓，猪苓，泽泻，桂枝。

随症加减：口干口苦、苔黄腻者，去桂枝、川芎，加栀子、茵陈；腹胀甚者，加广木香、砂仁。

2. 湿热蕴结证

主证：胁痛口苦，胸闷纳呆，恶心呕吐，烦热，口干不欲饮，小便短赤，大便或干或溏，或遍身浮肿，舌苔黄腻，脉弦滑数。

治拟：清热利湿治宜。

方用：中满分消丸加减。

药用：厚朴，枳实，黄芩，黄连，知母，党参，半夏，白术，陈皮，茯苓，泽泻，砂仁。

随症加减：水肿甚者，加猪苓、车前子；胁痛甚者，加玄胡、川楝子。

3. 热毒炽盛证

主证：黄疸骤起，迅即加深，高热烦渴，呕吐频作，胁痛腹满，疼痛拒按，大便秘结，小便短少，甚则尿闭，下肢浮肿，烦躁不安，舌边尖红，苔黄燥，脉弦数。

治拟：清热解毒，通腑泄浊治宜。

方用：犀角散加味。

药用：水牛角，黄连，升麻，栀子，茵陈，生大黄（后下），川厚朴，川楝子，车前子。

随症加减：出现小便短少、腹水者，加白茅根、大腹皮；神昏谵语者，可服安宫牛黄丸或至宝丹。

4. 肝肾阴虚证

主证：腹大胀满，隆起皮紧，面色晦暗，两颧发红，形体消瘦，午后潮热，唇紫口干，心烦不安，或衄血，小便短赤，舌质红绛，少津，脉细弦数。

治拟：滋补肝肾、化瘀利水治宜。

方用：杞菊地黄汤加减。

药用：生地黄，枸杞子，女贞子，菊花，山茱萸，玄参，麦冬，川芎，车前草，甘草。

随症加减：午后潮热者，加银柴胡、地骨皮；小便短赤者，加猪苓、白茅根；鼻衄者，加仙鹤草、茜草。

医案

许某某，男，47 岁

既往有肝炎病史及长期嗜酒习惯，于 2002 年 4 月自感肝区不适，胀痛，纳呆，恶油腻，乏力，尿黄，入当地医院进行诊治，发现肝功能损害，早期肝硬化，经治疗好转后出院，后因饮食不节导致病情反复，腹水，少尿，纳呆滞，严重乏力，肢体虚浮，脸面黧暗，实验室检查发现血肌酐 625 μmol/L，血尿素氮 13.7 mmol/L，总蛋白 52 g/L，白蛋白 2.2 g/L，球蛋白 30 g/L，谷丙转氨酶 43.2 U/L，谷草转氨酶 20.4 U/L，尿蛋白（++）100 mg，诊为"肝肾综合征"。

证属：湿热壅阻、癥积浊留。

拟治：清热利湿，软坚散结，活血化瘀，行气消肿治宜。

方用：龙胆泻肝汤合疏导内消汤加减。

药用：龙胆草，广木通，柴胡，生山栀，黄芩，九头狮子草、石韦、马鞭草、刘寄奴、大力王、仙鹤草、六月雪、针线宝、泽泻、白茅根、车前子、海金沙、石菖蒲、鱼腥草等。10 剂。

二诊：10 剂后尿量陡增，腹水速消，纳食略好，血肌酐下降至 173 μmol/L，血尿素氮 8.7 mmol/L，谷丙转氨酶 13.4 U/L，谷草转氨酶

9.7 U/L，尿蛋白（＋）50 mg，后予加强调理，护肝益肾。

巩固 3 个月后肾功能正常，尿检无殊，肝功能基本正常。

郭医生的忠告

有些患者以乙肝症状为主，主要表现为：乏力、欲吐、肝区胀痛，血清检查 HBsAg 阳性，肝功能检查氨基转移酶等均升高甚至 HBV-DNA 大于 1 万，这充分表明肝病症状明显，且病毒复制活跃。而有些患者肝炎症状较轻，甚至没有症状，而肾炎症状较重，表现为血尿、蛋白尿、水肿、高血压等。

中医学认为："肝肾同源"，故在治疗上也是肝肾同治，只是轻重有别而已。

另外，在生活方面应避免过度劳累，少吃辛辣炙煿的食物，高脂油腻尽量不吃，戒烟禁酒。

肾盂肾炎性肾病

肾盂肾炎是肾实质及肾盂盏系统受细菌侵袭而引起的感染性疾患，也属于尿路感染的病变范畴，又称为"上尿路感染"。

肾盂肾炎为临床的常见病。国外文献报道，对18万人健康普查统计结果，本病的发病率为0.92%，且多见于女性。国内资料统计表明，男性发病率为0.25%，女性为2.37%，其中育龄妇女尤其是新婚、经期、妊娠以及更年期和老年女性，其发病率可高达6%。值得重视的是，很多急性肾盂肾炎患者由于不能彻底治愈而反复发作，转为慢性，导致肾功能衰竭者日趋增多。据报道，因慢性肾盂肾炎导致肾衰竭者，仅次于慢性肾小球肾炎，在透析和肾移植的患者中，慢性肾盂肾炎约占20%。

病因

肾盂肾炎致病菌中以大肠埃希菌最为多见，占本病患者的47%~78%，其次是变形杆菌、葡萄球菌、产气杆菌、铜绿假单胞菌等。自抗生素和免疫抑制剂广泛应用以来，真菌性感染日渐增多。病毒及沙眼衣原体、支原体引起者也有报道。

本病感染的主要途径是上行性感染，即细菌经由下尿道、膀胱、输尿管逆行上至肾脏而发病。女性由于生理上尿道较短；育龄妊娠时输尿管平滑肌松弛以及膨大的子宫压迫输尿管；更年期、老年女性因雌激素减少，不能刺激输尿管的蠕动；以及新婚、经期等是造成细菌繁殖感染上行而引发本病的主要易感因素。其次是血源性感染，人体任何部位有感染病灶或败血症时，细菌可自血液侵入肾脏。再次是淋巴管性感染，在膀胱发生炎症时，细菌可沿输尿管周围淋巴管波及达肾脏；在结肠炎、阑尾炎时，细菌也可沿升结肠或结肠的淋巴管侵及肾脏。另外，尿路手术、器械以及膀胱镜检查、导尿而直接感染也可发生本病。

临床表现

慢性肾盂肾炎多由于急性肾盂肾炎治疗不彻底或反复发作、迁延而致，一般病程超过 6 个月以上者为慢性。其症状表现复杂，轻重不一，有的常无明显症状，仅有细菌尿和尿中少量白细胞和蛋白；有的仅表现有疲乏感，不规则发热，腰酸等；有的可有长期反复发作尿路感染病史，发作时有急性尿路感染症状；也有相当一部分慢性肾盂肾炎患者完全无尿路感染病史，慢性肾盂肾炎病程可持续数年或达数十年之久，最终可逐渐产生肾功能衰竭，主要表现为乏力、消瘦、厌食、恶心等，可有高血压、贫血和尿素氮、血肌酐上升等一系列肾功能不全的表现，最终成为尿毒症，预后多不良。

慢性肾盂肾炎，肾小管功能常先受累，患者在血尿素氮升高前，可有多尿——肾小管浓缩功能障碍，尿钠、钾排出过多，可有继发性肾小管酸中毒。根据其临床表现特点可分为 5 型：

（1）反复发作型：多为急性肾盂肾炎发展而来，发作时有膀胱刺激症状，伴有全身感染性症状。

（2）血尿型：以反复发作、血尿为特征，应与肾脏结石、肿瘤、结核相区分。

（3）长期低热型：以反复低热为特点。

（4）高血压型：以高血压为主要表现，应与原发性高血压病相区分。

（5）无症状性菌尿型：以菌尿为其主要表现，容易漏诊。慢性肾盂肾炎经 B 超、X 线、静脉肾盂造影常有特征性改变，可有助于明确诊断。

诊断

慢性肾盂肾炎的诊断依赖于病理学或出现尿路 X 线造影的特征性改变。

根据霍金森诊断标准：局灶性粗糙的皮质部瘢痕及相应部位下面乳头收缩和肾中盏变钝、扩张，且瘢痕最常见于肾脏的上下极部位。

尿常规及肾功能变化：可以出现真性细菌尿。24 h尿蛋白定量可能是慢性肾盂肾炎患者的一个重要预后指标，大部分患者24 h尿蛋白小于1 g。

🌀 中医辨证论治

慢性肾盂肾炎多见于正虚邪实的虚实夹杂证，以肾脾不足为主，兼有湿热余邪未清，应扶正祛邪，标本同治，治疗原则为调补脾肾和清热利湿并重。

慢性肾盂肾炎急性发作，出现类似急性肾盂肾炎的膀胱湿热证，可用八正散等方剂短期治疗，待急性膀胱刺激症状控制后，即可根据正虚表现及尿路症状辨证论治。

1. 肾阴不足，湿热留恋

主症：若腰酸腰痛，头昏耳鸣，口干咽燥，五心烦热，尿频而短，尿热涩痛，舌红少苔，脉弦细数。

治拟：滋养肾阴、清热利湿治宜。

方用：知柏地黄汤加味。

药用：生地黄，淮山药，山萸肉，牡丹皮，茯苓，泽泻，知母，黄柏，白茅根，车前子（包煎），蒲公英，川牛膝。

如肾阴虚兼膀胱湿热较重，尿路症状明显，或尿血，苔黄或腻，脉濡数者，可用猪苓汤（猪苓，茯苓，泽泻，阿胶，滑石）合导赤散（竹叶，通草，生地黄，甘草，白茅根，墨旱莲，山栀子）。

2. 气阴不足，上盛下虚

主症：若腰膝酸软，小腹微胀，小便涩滞，尿意不尽，心烦失眠，乏力气短，口干口渴，舌尖红，脉细数，属气阴不足。

治拟：益气养阴、清热利湿治宜。

方用：清心莲子饮。

药用：黄芩，麦冬，地骨皮，石莲肉，白茯苓，人参，车前子（包煎），甘草。

慢性肾盂肾炎非急性发作期，常以上述阴虚兼湿热者较多见，此时湿热最易伤阴。如久病不愈，阴损及阳，亦可致气虚阳虚。若以脾气虚为主者，可用参苓白术散（莲子肉，薏苡仁，缩砂仁，桔梗，白扁豆，白茯苓，人参，甘草，白术，淮山药）；脾气不足、中气下陷者，可用补中益气汤（黄芪，炙甘草，白术，人参，当归，升麻，柴胡，陈皮）；肾气虚为主者，可用菟丝子丸。

3. 脾肾阳虚，余邪未清

主症：若腰膝冷痛，尿涩不畅，淋沥不尽，夜间尿频，面浮足肿，神疲乏力，纳呆腹胀，大便溏薄，舌淡，脉沉细无力。

治拟：温肾健脾、化湿通淋治宜。

方用：济生肾气丸加味。

药用：生地黄，淮山药，山萸肉，牡丹皮，茯苓，泽泻，桂枝，附片，车前子，川牛膝，黄芪，白术，薏苡仁。

随症加减：如系尿频、遗尿多者，加益智仁、菟丝子；小腹坠胀者，加升麻、柴胡、党参。

医案

沈某，女，56岁

患慢性肾盂肾炎20多年。期间反复发作，曾用抗生素见效，近年发作频繁，且抗生素因耐药而无效，随之产生大量的不良反应，因而停用西药。

2年前初来我处，诉腰胀痛且坠感甚，疲倦乏力，口干尿频，夜尿七八次，甚则十余次，痛苦不已。经检查，白细胞（++~+++），红细胞（++）。结合病史，诊断：慢性肾盂肾炎。察舌：舌红，少苔，脉象细弱。

证属：肾阴亏虚，湿热壅滞。

治拟：清利湿热、养阴固肾治宜。

方用：知柏地黄汤合疏导内消汤加减。

药用：知母，黄柏，生地黄，淮山药，泽泻，藤梨根，生山栀，淡竹叶，牡丹皮，怀牛膝，瞿麦，萹蓄，海金沙草，党参，太子参，茯苓，女贞子，墨旱莲，桑螵蛸，升麻。15剂，水煎服。

二诊：半月后，患者自觉症状减轻许多，复诊时尿检均为阴性，原方再服15剂。

三诊：半月后，症状全消，尿检阴性。继服上方，随症加减。上方去生山栀、淡竹叶、瞿麦、萹蓄，加黄芪、当归、凤尾草、熟地黄、山茱萸、干姜、大枣。

连续服用2个月，20多年的慢性肾盂肾炎告痊愈。至今未见再发。

郭医生的忠告

对慢性肾盂肾炎患者急性期要积极治疗，以缓解症状，防止复发。鼓励患者多饮水，每日2 L以上，以增加排尿量，冲洗掉膀胱、尿道内的细菌。积极寻找并去除炎性病灶，注意妊娠、产后和经期卫生，保持大便通畅。

多囊性肾病

多囊肾是肾脏的皮质和髓质出现多个囊肿的一种遗传性肾脏疾病。按遗传方式分为两型：常染色体显性遗传型，此型一般到成年才出现症状；常染色体隐性遗传型，一般在婴儿即表现明显。常染色体显性遗传型多囊肾临床常见，占终末期肾脏病的5%~10%。

病因

中医学认为多囊肾属于"积聚""虚劳"等范畴。其发生主要是由于禀赋不足、脏腑亏损、肾络阻滞、痰瘀水浊停积体内所致。但关键在于先天阴阳造化之偏异而导致肾脏本体之畸形，气血逆乱，瘀浊内停。其病位在肾，但与肝脾关系密切。盖肾主水液，司开合；脾主运化，升清降浊；肝主疏泄，调畅气机。三脏功能对人体气血的运行和水液的排泄代谢很重要。

临床表现

幼年时肾保持正常大小或略小，偶可发现些小的囊肿。随年龄增长，囊肿的数目和大小均逐步增加，但进程缓慢，多数到30岁以后囊肿和肾脏长到比较大时才出现症状。常见症状有：

1. 肾脏肿大

可大于正常人的5~6倍，两侧可有明显差别。肾脏肿大早期需影像学检查才能发现，严重者腹部触诊即能发现。

2. 腰腹部不适，疼痛

这是由于肾囊肿增大，肾包膜张力增加或牵引肾蒂血管神经引起的。突然加剧的疼痛常为囊内出血或继发感染，合并结石或出血后血块堵塞输尿管可引起肾绞痛。

3. 蛋白尿和白细胞尿

20~40 岁患者中 20％~40％有轻度持续性蛋白尿，24 h 尿蛋白定量一般在 1 g 以下。白细胞尿多见，但不一定是尿路感染。

4. 高血压

高血压是本病早期的常见表现，并直接影响预后。据报道，无氮质血症的患者近 60％发生高血压；肾功能正常的患者中，合并高血压时肾脏明显大于血压正常者。

5. 肾功能损害

一般 30 岁之前很少发生慢性肾功能衰竭，至 59 岁时约有半数患者已丧失肾功能而需替代治疗。

诊断

X 线诊断是起到决定性作用的。腹部平片及肾盂造影，可见肾外形增大，轮廓不规则，肾盂肾盏被挤压而变形，表现为扩大、缺损、移位或消失，肾盏变平或呈半月状。逆行肾盂造影比静脉造影可以更为清楚地显示。B 超可发现肾脏积液的囊腔对诊断有很大的帮助，如果与其他的疾病难以鉴别，必要时可行肾组织活检，以明确诊断。

中医辨证论治

1. 气滞血阻证

主症：腹块软而不坚，腰酸腹胀，胀多于痛，舌质暗，苔薄白，脉弦沉实有力。

治拟：行气活血、消积通络治宜。

方用：宣明三棱汤加减。

药用：三棱，莪术，青皮，当归，白术，木香，槟榔，郁金，甘草。

随症加减：胃纳不佳者，加山楂、神曲；腰腹痛明显者，加延胡索、川楝子。

2. 寒湿凝滞证

主症：胸闷腹胀，腰酸楚或板滞不舒，纳谷不香，或食后脘胀，面色萎黄或白无华，大便或软或溏，腹块胀痛，或小便不利，下肢水肿；舌淡胖，苔白腻，脉濡缓。

治拟：温阳化湿、消症散积治宜。

方用：春泽汤合大七气汤加减。

药用：茯苓，猪苓，泽泻，白术，桂枝，人参，青皮，陈皮，桔梗，木香，三棱，莪术，香附。

随症加减：脾虚纳减便溏者，加淮山药、白术、白扁豆、莲肉；腰酸冷痛者，加附子、肉桂、干姜，但有尿血者亦慎用温热药；出现下焦湿热，膀胱气化失司者，可换用八正散、知柏地黄汤之类；热伤血络而尿血鲜红、茎中涩痛者，加用小蓟饮子或吞服琥珀末等；尿中有砂石排出者，可用三金汤加减。

3. 瘀血内结证

主症：腰腹胀痛，腹渐隆起，按之痛胀，甚或胸闷脘胀，难以平卧或俯卧，形体消瘦，面目虚浮，舌暗淡，或有瘀点紫斑，脉涩滞。

治拟：活血化瘀、软坚散结治宜。

方用：鳖甲煎丸加减。

药用：鳖甲，黄芩，柴胡，阿胶，大黄，䗪虫，桃仁，牡丹皮，芍药，凌霄花，葶苈子，瞿麦，石韦，厚朴，桂枝，干姜，蜂房，赤硝，半夏，党参。以丸吞服，也可以汤代丸，酌情加减，取峻药缓攻之意。

随症加减：脾胃功能虚弱，气血亏损者，可间服八珍汤［熟地黄，当归，党参，白术（炒），白芍，茯苓，川芎，炙甘草，炮姜，益母草，枳壳，香附，阿胶（烊化）］，或十全大补丸（人参，肉桂，川芎，干地，茯苓，白术，甘草，黄芪，当归，白芍）；面色黧黑，少腹胀痛，小便不利，或尿血紫暗夹块者，可送服大黄䗪虫丸。

4. 正虚邪实证

主症：形体羸瘦，面色黧黑，腹大坚满，块大拒按，尿少水肿，或兼恶心呕吐，纳谷锐减。偏阳虚者，畏寒肢冷，小便清长，舌淡胖，脉沉细；

偏阴虚者口干咽燥，心烦失眠，小便短赤，舌尖红，脉细数等。

治拟：扶正祛邪、活血化瘀治宜。

方用1：偏阳虚者，济生肾气丸加减。

药用1：熟地黄，淮山药，牡丹皮，茯苓，泽泻，牛膝，车前子，桂枝，制附子。

方用2：偏阴虚者，六味地黄丸合一贯煎。

药用2：熟地黄，炒山药，山萸肉，牡丹皮，茯苓，沙参，麦冬，生地黄，枸杞子，川楝子。

随症加减：偏阳虚者，如畏寒怯冷明显者，加仙茅，补阳化气；水湿潴留而水肿不退者，以防己黄芪汤（汉防己，黄芪，甘草，白术）、真武汤（茯苓，芍药，白术，生姜，附子）组合，温肾散寒，健脾利水；胃失和降而恶心呕吐频频者，加姜半夏、陈皮、黄连；尿少尿闭者，恶心呕吐严重者，宜用温脾汤（大黄，当归，干姜，附子，人参，芒硝，甘草）加减，温中补虚，攻逐瘀浊；偏阴虚、阴虚阳亢而头晕头痛、心烦失眠者，加菊花、天麻、钩藤；阴虚内热，灼伤脉络，症见小便短赤，或带血丝者，加小蓟、白茅根。

医案

肖某，男，46岁

患者30岁时体检发现肾囊肿，双肾增大，囊肿最大者6 cm。因家在农村，且母系家族有此病，故一直姑息治疗。数年后，肾囊肿不断增大，最大者至9 cm。此时肾功能衰竭至五期，血肌酐960 μmol/L，血尿素氮35 mmol/L，尿蛋白（++～+++），尿隐血（++～+++），偶见肉眼血尿及白细胞尿，血压180/120 mmHg，自觉腰部胀痛甚，时时欲呕，血红蛋白80 g/L，至尿毒症期。当地医院令其血透被患者拒绝，遂来我处用中草药试治。此时患者颜面萎黄，双下肢凹肿，舌淡，苔薄腻，脉沉细数。

证属：湿浊壅阻，脾肾阳虚。

治拟：温化肾阳、行气降浊治宜。

方用：青蒿鳖甲汤合疏导内消汤加减。

药用：青蒿，鳖甲，生地黄，知母，丹皮，藤梨根，消饭花，大叶兰，山栀根，炒白术，薏苡仁根，夏至草，紫花草，葛根炭，小芦根，鸭跖草，马鞭草，生黄芪，茯苓，山萝卜，干姜。30剂，水煎服。

二诊：一个月后患者自感轻松许多，也无呕吐之感。继服上方，加生军、羊角风、野菊。30剂。

三诊：又一个月后，B超显示囊肿缩小至5 cm，血肌酐回落至430 μmol/L，尿蛋白（＋），尿隐血（＋），血压140/95 mmHg，血红蛋白96 g/L。

目前仍在治疗中。

🌀郭医生的忠告

多囊性肾病患者，平日饮食宜干不宜多饮；少吃盐，忌浓茶、咖啡或咖啡因过量的饮品，以及辛辣食物；若出现明显高钾血症，必须限制高钾水果摄入，如橙子、香蕉、芒果、菠萝等。此外，建议多进行散步、游泳、慢跑、太极等缓慢运动；避免剧烈运动和竞技性对抗的身体撞击运动的方式；保持平常心态，避免冲突、过度兴奋及悲观情绪。

肾囊肿除遗传因素外，往往是患者长期无菌性炎症所致，治疗始终贯穿于清热解毒、消瘀散结为宜，对于因肾囊肿而致肾衰竭患者，则应根据轻重缓急分别治之。另外，较大囊肿患者切忌负重撞击等极力运动，以免囊肿破裂而致大出血。

慢性肾功能不全

慢性肾功能不全属中医学的关格、水肿、腰痛、虚劳等病症范畴。病机多以脾肾气阴两虚为主，治疗以滋肾阴、益脾气为主，强调标本兼顾，提倡中西医结合。

病因

慢性肾功能不全，多是由各种肾病日久发展而来。在慢性肾病的初期，由于各种病邪扰乱脾肾功能，脾不摄精，肾不藏精，患者多以蛋白尿为主要临床表现。蛋白长期从尿中排泄，正气日益耗损，脾肾渐以虚弱。在病变过程中，又复感湿邪，阻滞气机，壅滞三焦，困于中焦，使脾胃升清降浊功能障碍，浊邪内留；肾虚失于开阖，气化功能减弱，使膀胱排泄湿浊功能障碍。脾肾虚损，使清阳不生而浊阴不降，大量湿浊之邪内留，湿浊蕴久生热，湿热相合，胶结难解，耗气伤阴，势必造成气阴两虚，湿浊、湿热滞留不去，再加上脾肾已损，形成了本病。

临床表现

1. 消化系统

常见症状有厌食，恶心，呕吐，腹胀，舌、口腔溃疡，口腔有氨臭味，上消化道出血。

2. 血液系统

（1）贫血。

（2）皮肤、黏膜出血等。

（3）白细胞减少，趋化、吞噬和杀菌能力减弱，易发生感染，透析后可改善。

3. 心血管系统

（1）大部分患者（80% 以上）有不同程度的高血压，可引起动脉硬化、左室肥大、心功能衰竭。

（2）常出现心肌病的表现。

（3）尿毒症性或透析不充分所致，多为血性，一般为晚期的表现。

（4）动脉粥样硬化和血管钙化，进展迅速，血透者更甚，冠状动脉、脑动脉、全身周围动脉均可发生。

4. 肾性骨病

（1）可引起自发性骨折。

（2）少数患者可有骨酸痛、行走不便等。

诊断

有慢性肾脏病史，出现肾脏以外的各系统各脏器功能障碍。实验室检查显示代谢产物在血中堆积，有一系列电解质紊乱、酸碱平衡失调、内分泌障碍，一般可确立诊断，确立诊断之后应进一步明确引起尿毒症的原因即原发病的诊断，近期有无影响肾功能恶化的诱因，如尿路梗阻、感染、脱水、心力衰竭。

1. 急性肾功能衰竭是由各种原因使两肾排泄功能在短期内迅速减退，血肌酐平均每日增加 ≥ 44.2 μmol/L。

2. 进一步确定为是少尿型、非少尿型，还是高分解型？

3. 注意以下两点：① 应用利尿剂后可使尿钠排出增多，故此时不可依靠尿钠排出量及钠排泄分数作为诊断依据；② 有蛋白尿或糖尿者及应用甘露醇、右旋糖酐或造影剂后，均可使尿比重及尿渗透压升高，故不应作为诊断依据。

4. 还应排除慢性肾衰竭。应用 B 超测量肾脏大小和血肌酐测定有助于鉴别急慢性肾衰竭。B 超肾脏不小，肾实质厚度不薄支持急性肾衰竭。血肌酐代表了患者血清中 3 个月以前的血肌酐水平，因此如果血肌酐正常也支持急性肾衰竭的诊断。

5. 金标准是肾活检病理诊断，尽早施行急诊肾活检以明确诊断。

中医辨证论治

1. **肾阴亏虚，湿热内蕴**

主症：神疲乏力，头晕，腰膝酸软，手足心热，舌红、苔浊或薄黄腻，脉细数或弦细。

治拟：调理肾阴、化生肾气治宜。

方用：地黄丸加减治宜。

药用：熟地黄，淮山药，山茱萸，茯苓，泽泻，牡丹皮，青蒿，鳖甲，知母，黄柏，炙甘草，大枣。

2. **脾肾气阴两虚，湿浊内生**

主症：腰膝酸软，神疲乏力，口干口黏，食欲减退，腹胀呕恶，尿黄便干，舌红苔薄黄腻，脉细滑数或弦细等。

治拟：健脾养胃治宜。

方用：香砂六君子汤加减治宜。

药用：广木香，西砂仁，炒党参，炒白术，茯苓，炒广皮，制半夏，炙甘草，生姜，大枣。

3. **脾肾衰败，浊毒内阻**

治拟：健脾和胃、行气泄浊治宜。

方用：疏导内消汤合败毒散加减治宜。

药用：党参，白术，山茱萸，云茯苓，陈皮，生黄芪，煮半夏，生大黄，六月雪，桑椹子，当归，黄芩，苏梗，木香，钩蘖，川芎，干姜，大枣。

医案

陈某，男，62岁

患慢性肾小球肾炎已10年，近2月来因头晕耳鸣伴恶心呕吐，泡沫尿增多而入院。诊见：面色苍白，精神不振，少气懒言，腹胀纳呆，口干不渴，五心烦热，夜寐欠佳，心悸心慌，尿少便秘，舌质红、苔薄黄腻，脉沉细。实验室检查：血红蛋白72 g/L，血肌肝156 μmol/L，血尿素氮24.5 mmol/L，尿检：尿蛋白（+++），尿隐血（+），尿白细胞

0~3个/HP，颗粒管型（＋），尿比重固定在1.012。西医诊断为慢性肾功能不全氮质血症期。

证属：脾肾气阴两虚、湿浊内蕴。

治拟：健脾益气、养阴补肾、清热化湿泄浊治宜。

药用：党参，生黄芪，淮山药，泽泻，淫羊藿，六月雪，山茱萸，紫苏叶，姜半夏，左金丸（包煎），砂仁（后下），生姜。水煎服，每天1剂。

二诊：进药2周后，患者大便通畅，小便清长，呕止纳增，但仍五心烦热，口干舌燥，心悸失眠，原方去淫羊藿、砂仁、姜半夏、生姜，加知母、黄柏、生地黄。

三诊：服药2个月后，诸症大减，五心烦热及口干舌燥之症基本消失，血肌肝94 μmol/L，血尿素氮下降为86 mmol/L，但仍心悸失眠，舌有紫斑，此乃久病瘀浊残留，气阴渐复，仍按原方去知母、黄柏、泽泻，加丹参、川芎、桃仁，再服14剂。

四诊：服药两周后，患者自诉诸症皆除，复查血红蛋白105 g/L，血肌肝90 μmol/L，血尿素氮7.6 mmol/L，尿检仅有微量蛋白。

嘱患者继服上方，并服玉屏风散以固表扶正，巩固疗效。

郭医生的忠告

慢性肾功能不全的患者往往因感染、腹泻、高血压、贫血、酸中毒、电解质紊乱等使病情加重。现代医学认为，治疗此病应采用西医各种检测手段以尽早发现可逆因素，并积极予以控制，必要时应加用西药对症处理。如不积极治疗，有毒物质在体内长期潜留，可引起多器官、多系统的损害，以致病症丛生而无法控制。因此，治疗本病最宜中西医并重，择其所长、补其之短，从而使疗效达到最大化。

慢性肾功能衰竭

慢性肾功能衰竭（CRF，简称慢性肾衰竭）是慢性肾功能不全的严重阶段，为各种肾脏疾病持续发展的共同转归，主要表现为代谢产物潴留，水、电解质、酸碱平衡失调和各系统症状，尿毒症是进行性慢性肾功能衰竭的终末阶段。

病因

其发生机制主要是在各种慢性肾实质疾病的基础上，缓慢地出现肾功能减退而衰竭。产生尿毒症的临床症状有些与水、电解质和酸碱平衡紊乱有关，有些则与尿毒症各种毒素有关。

引起慢性肾功能衰竭的疾病，以慢性肾小球肾炎最为常见，占50%~60％。肾小动脉硬化症、慢性肾盂肾炎以及系统性红斑狼疮等也是较为常见的原因。其他如肾结核、糖尿病性肾小球硬化症、多囊肾、肾脏发育不全，以及结石、肿瘤、前列腺肥大等引起的尿道梗阻也可导致慢性肾功能衰竭。

引起慢性肾功能衰竭的病因很多，但其发病机制和临床表现却基本相似，都是基于肾单位的严重破坏。当肾小球滤过率下降到15％以下时，体内出现严重的内环境紊乱和代谢废物的潴留，常有下列代谢紊乱发生。

1. 钠和水平衡的紊乱

慢性肾功能衰竭患者，由于肾脏浓缩和稀释功能的严重障碍而又摄入过多的钠和水可造成钠和水的潴留，引起水肿、高血压，甚至充血性心力衰竭。若摄入过少，又易出现低钠及脱水，故不宜过度限制，一般钠的摄入量以不出现水肿为度。

2. 钾代谢的紊乱

肾小球滤过率极度降低时，肾小管不能充分排钾以及摄入过多含钾药物或食物（摄入量超过 70~90 mmol/L 时），代谢性酸中毒、溶血、感染、脱水等都可引起高钾血症，如因肾功能衰竭伴有多尿、呕吐、腹泻及钾摄入量不足时又可导致低钾血症。

3. 钙、磷、镁代谢紊乱

肾小球滤过率降低到 40~50 ml/min 时，使磷的滤过排出减少，导致血磷升高，刺激甲状旁腺素的分泌，使尿磷排泄增加，血磷仍能控制在正常范围内。若肾功能进一步恶化，血磷的升高不能控制，高血磷以及肾实质的损害使肾脏合成活性维生素 D 能力减退，导致血钙浓度下降。慢性肾功能衰竭患者，由于饮食的限制或继发甲状旁腺功能亢进，抑制了镁的吸收，所以镁平衡可在正常范围。但尿少的患者，在大量镁负荷时很难排出，体液内过剩的镁可产生血镁过高。

4. 代谢性酸中毒

代谢性酸中毒是慢性肾功能衰竭进展过程常见的一种症状，由于肾小球滤过率的下降，使代谢产物包括硫酸盐、磷酸盐等酸性物质在体内潴留。而肾小管合成氨与排泄氢离子的功能显著减退，因此常有酸中毒。若有腹泻，使碱性肠液丢失，则可使酸中毒症状更为严重。

5. 蛋白质、脂肪、碳水化合物代谢的变化

（1）蛋白质代谢：尿素是蛋白质分解代谢的主要产物，食物中蛋白质与血中尿素含量有密切关系，如摄食高蛋白质饮食，血浆尿素氮浓度和肾小球滤过率明显上升。当患者食欲低下，蛋白质及热量摄入不足就会出现负氮平衡及低蛋白血症。在一般饮食条件下，当肾小球滤过率下降到正常值的 25% 以下时，血中尿素氮即开始升高，经肾小球排出尿素减少而小部分须经肾外途径排出。尿毒症患者血中必需氨基酸如缬氨酸、色氨酸、异亮氨酸、组氨酸等降低，而苯丙氨酸升高，且非必需氨基酸中的酪氨酸降低，反映了慢性肾功能衰竭时特有的蛋白质代谢改变。

（2）脂肪代谢：尿毒症患者可能由于高胰岛素血症而促进肝脏对三酰甘油的合成增加，同时组织清除脂蛋白脂酶的活力降低而易发生高

脂血症。

（3）碳水化合物代谢：有70%~75%的尿毒症患者有葡萄糖耐量降低，其血糖曲线与轻型糖尿病患者相似，但空腹血糖正常。近年来发现，慢性肾功能衰竭患者血浆中胰高血糖素浓度都有不同程度升高，并和氮质血症有密切相关，对胰岛素不敏感患者，经透析后可得到纠正，糖耐量曲线亦可恢复正常，但不能降低胰高血糖素的浓度。

临床表现

1. 消化系统

表现为厌食、恶心、呕吐、腹泻、口有尿味、消化道出血等。

2. 神经系统

表现精神委靡不振、头晕、头痛、记忆力减退、失眠、四肢麻木及痒痛式的"不安宁腿"综合征，并可有嗅觉异常、排尿困难等，严重者可昏迷。

3. 心血管系统

常有高血压、心力衰竭、心悸、气喘不能平卧、心律失常、严重者可出现心包积液，甚至发生心包填塞。

4. 造血系统

表现严重贫血，晚期可有各器官出血倾向。

5. 呼吸系统

呼出的气体有尿味，可出现代谢性酸中毒的呼吸。

6. 皮肤表现

干燥，脱屑，无光泽，并可有黑色素沉着致皮肤较黑，皮肤瘙痒，也可以有水肿、皮肤感染等。

7. 骨骼系统

可出现肾性骨病，表现为骨关节疼痛。

8. 免疫系统功能低下

易继发各种感染，如支气管炎、肺炎、胸膜炎、皮肤疖肿、泌尿系统感染等。

9. 代谢紊乱

水、电解质和酸碱平衡失调，可致水肿或脱水，手足搐搦。

在发生慢性肾功能衰竭之前，由于各种慢性肾脏疾病可分别引起以肾小球或肾小管损害为主的病变，故在临床上可出现不同的症状和体征。但是在各种慢性肾脏疾病的晚期，由于大量肾单位的破坏和功能的丧失却可出现相同的后果，即残存肾单位过少所致的肾功能衰竭。因此，慢性肾功能衰竭是各种慢性肾脏疾病最后的共同结局。

诊断

由于肾脏有强大的储备代偿功能，故慢性肾功能衰竭的发展过程可以随着肾脏受损的逐步加重，根据临床表现及血肌酐浓度而分为下列四个时期：

第一期：肾脏储备功能降低期。在较轻度或中度肾脏受损时，未受损的肾单位尚能代偿已受损的肾单位的功能。故在一般情况下肾脏泌尿功能基本正常。机体内环境尚能维持在稳定状态，内生性肌酐清除率仍在正常值的30%以上，血液生化指标无明显改变，也无临床症状。但在应激刺激作用下，如钠、水负荷突然增大或发生感染等时，可出现内环境紊乱。

第二期：肾脏功能不全期。由于肾脏进一步受损，肾脏储备功能明显降低，故肾脏已不能维持机体内环境的稳定。内生性肌酐清除率下降至正常值的25%~30%，有中度氮质血症和贫血，肾脏浓缩功能减退，常有夜尿和多尿。一般临床症状很轻，但在感染、手术及脱水等情况下，肾功能即明显恶化，临床症状加重。

第三期：肾功能衰竭期。肾脏内生性肌酐清除率下降至正常值的20%~25%，有较重的氮质血症，血液非蛋白氮多在 60 mg/L 以上。一般有酸中毒、高磷血症、低钙血症，也可出现轻度高钾血症。肾脏浓缩及稀释功能均有障碍，易发生低钠血症和水中毒，贫血严重。有头痛、恶心、呕吐和全身乏力等症状。临床称为氮质血症期或尿毒症前期。

第四期：尿毒症期，为慢性肾功能衰竭的晚期。内生性肌酐清除率下降至正常值的20%以下。血液非蛋白氮在 80~100 mg/L 或更高。毒性物质在体内的积聚明显增多，有明显的水、电解质和酸碱平衡紊乱及多种器官功能衰竭。临床上有一系列尿毒症症状即自体中毒的症状出现。

中医辨证论治

本病在中医学中属"水肿""关格""癃闭""腰痛""虚劳""肾风"等范畴。中医学认为因禀赋素弱，或因劳累过度，或因饮食不节，或因复感外邪，或因久治不愈，肾气日衰，脏腑虚损，脾虚则健运无权，水谷不化，血液乏于滋生，湿毒壅塞三焦，清气不升，浊气不降，肾失开合，气化无权。不能分清别浊，湿浊之邪内蓄体内，毒邪不得外解，怒必内溃，于是邪陷心包，肾虚风动，直至心肾俱衰而告终。

1. 脾肾气虚证

主症：面色无华，全身疲乏，纳差腹胀，大便偏稀，口黏口淡，不渴，腰膝酸软，手足不温，遗尿频多，舌淡有齿痕，脉象沉弱。

治拟：健脾补肾治宜。

方用：香砂六君子汤加减。

药用：党参，白术，茯苓，木香，砂仁，仙茅，仙灵脾。

随症加减：纳差腹胀甚者，加川厚朴、麦芽；腰膝酸痛甚者，加炒杜仲、怀牛膝；阳虚明显者，加肉桂、干姜。

2. 脾肾阳虚证

主症：面色白，神疲乏力，纳差便溏或有水肿，口黏口不渴，腰膝酸痛或腰部冷痛，或有畏寒肢冷，遗尿频多清长，舌淡嫩胖，齿痕明显，脉沉弱。

治拟：温阳健脾治宜。

方用：真武汤加减。

药用：茯苓，白术，芍药，附子，生姜，党参，黄芪。

方中附子温肾壮阳；茯苓、白术健脾燥湿；芍药酸敛；生姜温散水气；党参、黄芪健脾益气。

随症加减：遗尿频多、清长甚者，加淮山药、芡实；水肿甚者，加车前子、猪苓、泽泻。

3. 肝肾阴虚证

主症：面色萎黄，口苦、口干喜饮，目睛干涩，大便干结，腰膝酸痛，手足心热，头晕耳鸣，舌红少苔，脉细或弦细。

治拟：滋补肝肾治宜。

方用：杞菊地黄丸合二至丸加减。

药用：枸杞子，菊花，生地黄，淮山药，山茱萸，茯苓，牡丹皮，泽泻，女贞子，地骨皮，甘草。

方中六味地黄丸滋阴补肾；枸杞子、菊花养阴平肝；女贞子、地骨皮滋阴清热；甘草调和诸药。

随症加减：头晕耳鸣甚者，加黄精、牛膝、白芍；口苦、口干甚者，加黄芩、柴胡；潮热者，加龟板。

4. 湿热中阻，浊邪壅盛证

主症：突然恶心呕吐，纳呆腹胀，口苦、口干，心烦失眠，或痰多，便秘，舌红，苔黄腻，脉弦数或弦滑。

治拟：清热化湿、和胃止呕治宜。

方用：黄连温胆汤加味。

药用：黄连，竹茹，枳实，半夏，陈皮，茯苓，干姜，甘草。

方中黄连、竹茹、枳实清热化湿；半夏、陈皮、茯苓和胃止呕；干姜温中散寒；甘草调和诸药。

随症加减：大便秘结甚者，加生大黄；湿热酿痰，蒙蔽心包，症见神昏谵语者，加石菖蒲郁金汤（石菖蒲、郁金、牡丹皮、山栀子、淡竹叶、竹沥、通草、连翘、灯心草、紫金锭）。

医案

张某，男，65 岁

患者慢性肾小球肾炎 10 年余，因长期间断性治疗终成慢性肾衰竭。2012 年 6 月来我处就诊。初诊时，患者颜面黧黑，双下肢凹陷水肿，舌淡，苔黑润，脉沉迟。血检：血肌酐 690 μmol/L，血尿素氮 25.51 mmol/L，血红蛋白 80 g/L。尿检：尿蛋白（+++），尿隐血（++），血压 165/105 mmHg。患者主诉：乏力，呕恶，头晕，嗜睡等。据上证候确认为慢性肾功能衰竭。

证属：湿邪壅盛，阻遏三焦。

治拟：行气降浊，辟秽解毒治宜。

方用：郭氏疏导内消汤基础方加减。

药用：藤梨根，白花蛇舌草，地公，龙梗，消饭花，姜竹茹，云雀根，白汁草，野菊，黄芪，白茯苓，羊角风，干姜。配方15剂。

二诊：半个月后，患者水肿消失，尿蛋白（++），血压 150/95 mmHg。再方15剂，加当归、鸡血藤、红藤。

三诊：症状进一步好转，血红蛋白升至 96 g/L，血肌酐降至 460 μmol/L，血尿素氮降至 15.5 mmol/L。继服上方，随症加减，去白花蛇舌草、姜竹茹，加丹参、川药、白芍、薏苡仁。配方30剂。

四诊：患者身感轻松，两便正常，纳食有味。血肌酐 290 μmol/L，血尿素氮 10.5 mmol/L，血红蛋白 10.3 g/L，蛋白（±），血压 140/92 mmHg。

施治半年余，目前病情稳定。

🌀郭医生的忠告

慢性肾功能衰竭的饮食原则是低蛋白质、低磷、高热量及高必需氨基酸。

热量的摄入：成年人保证每千克体重每天 147 kJ；儿童：高于每千克体重每天 147 kJ；60 岁以上老人为 135 kJ；肥胖者减少热量摄入。

蛋白质的摄入：慢性肾衰未透析患者每日蛋白质摄入 0.6 g/kg。

钠的摄入：临床症状稳定的患者 3~5 g/d，否则按 1~2 g/d 供给。

水的摄入：量出为入，每日记出入量，尿量作为饮水量的参考值。

维生素：以维生素 B_6、维生素 C 及叶酸为主。

疏导内清汤基础方是治疗本病的基本方药，基本贯穿于整个治疗过程，但当患者出现于不同的症状时则需加减化裁达到最佳效能。反之，如果患者病程稳定且趋于较大好转，则本方可以减少剂量以求病程的稳定和药效间的平衡。

尿毒症

尿毒症不是一种独立的疾病名称，而是各种肾脏疾患（包括肾炎、肾盂肾炎等肾脏疾病）进行性恶化、发展到终末期，导致肾功能严重损害的一系列综合征，是各种肾脏疾患最为严重的临床表现。当血肌酐超过 445 μmol/L，尿素氮 > 20 μmol/L，酸中毒明显，出现各种系统症状，甚至昏迷时，此为肾功能衰竭、尿毒症期。

病因

尿毒症的致病因素包括各种代谢产物的潴留，代谢性酸中毒，水、电解质平衡失调，内分泌代谢失调等。

由肾功能不全发展至尿毒症的过程，通常用"健存"肾单位学说来解释。一方面，当肾脏患病时，一部分肾单位毁损，失去功能，而另一部分肾单位受累较轻，通过自身调节，仍基本上保持着"完整"的功能，如当肾小球滤过率下降，滤出的钠减少，肾小管就会减少钠的重吸收，以保持机体钠的平衡。对其他物质如水、钾等亦如此。故此，一部分肾单位被称为"健存"肾单位。另一方面，机体为维持正常代谢的需要，这些较少的"健存"肾单位就要增加负荷，加倍工作，因而肾小球发生代偿性增大，肾小管扩张、延长，血流灌注量加大，使每一个"健存"肾单位的肾小球滤过率增大，流经肾小管的原尿量也增加，从而补偿了被毁坏的肾单位功能。如果这些"健存"肾单位尚有足够的数量，则肾功能可以代偿，患者就不会出现肾功能不全症状。但若病变继续发展，"健存"肾单位越来越少，肾功能不全症状就会出现，并可发展成尿毒症。

临床表现

尿毒症时多种代谢产物、水、钠在体内潴留，内环境紊乱，全身各系统和组织都可受到损害，因此尿毒症的临床表现很复杂，常见的表现为：

1. 胃肠道表现

尿毒症患者最早和最常出现的症状，常见有厌食、恶心、呕吐、腹泻、舌炎、口有尿臭味、口腔黏膜溃烂，甚至消化道出血等症状。

2. 心血管系统表现

常伴有高血压、左心室肥厚、全身小动脉硬化；严重者出现心力衰竭，也可出现心包积液、心胸比例增大、肺水肿。

3. 造血系统表现

贫血是尿毒症的重要表现之一，红细胞生成素不足是主要原因，血红蛋白可降至 4~5g/L 或更低，患者主要感觉全身无力、气短。尿毒症患者还容易出血，如皮下瘀斑、鼻出血、牙龈出血、黑便等。女性患者出现月经出血不止症状，主要是血小板功能降低所致。

4. 神经系统表现

一般表现为精神委靡、头晕、头痛、注意力不能集中以及记忆力减退、乏力、失眠等，也可出现四肢发麻、手足灼痛，甚至疼痛难忍等症状。

5. 呼吸系统表现

常见的是肺水肿，多为钠、水潴留引起心功能衰竭所致。尿毒症的毒性产物可以引起支气管炎、肺炎、胸膜炎，出现咳嗽、咳痰、胸痛等。酸中毒时出现深长呼吸。

6. 皮肤表现

皮肤失去光泽，干燥、脱屑。严重时会出现皮肤尿毒霜，它刺激皮肤会引起尿毒症性皮炎，患者感觉奇痒而搔抓。

诊断

除上述表现外，各项检查如下：

血肌酐 ≥ 445 μmol/L，血尿素氮 ≥ 20 μmol/L，血尿酸 ≥ 420 μmol/L。

B 超：双肾缩小，皮髓质分界不清。

血红蛋白 < 60 g/L。

血压 ≥ 140/90 mmHg。

🌀 中医辨证论治

中医学认为尿毒症是由于肺、脾、肾三脏运化失司，导致气机逆乱而产生的综合征。临床可见五脏皆病之候，症见胸闷气促、恶心呕吐、心悸怔忡、纳少溲闭、血衄下痢、头昏眩晕、肢抽肤痒、腰膝酸软，或狂躁失眠，或嗜睡噩梦等证候。

1. 脾肾气虚证

主症：倦怠乏力，气短懒言，纳少腹胀，腰腿软，口淡不渴，大便不实，遗尿清长，甚则畏寒肢冷，腰部发冷，脉沉弱，舌淡有齿痕。

治拟：补气、健脾、益肾治宜。

方用：香砂六君子汤合二至丸。

药用：人参，白术，茯苓，陈皮，半夏，砂仁，木香，生姜，甘草，墨旱莲，女贞子。

随症加减：大便溏薄者，加肉豆蔻、炒白术；神疲乏力者，加黄芪、甘草。

2. 脾肾阴虚证

主症：面色少华，气短乏力，腰膝酸软，皮肤干燥，口干舌燥，饮水不多，或手足心热，或有手足不温，大便稀或干，尿少色黄，夜尿清长，脉沉细，舌淡有齿痕。

治拟：益气滋肾治宜。

方用：参芪地黄汤随症加减。

药用：人参，黄芪，熟地黄，淮山药，山茱萸，茯苓，泽泻，牡丹皮。

随症加减：夜寐多梦、小便频数者，加芡实、五味子、桑螵蛸。

3. 肝肾阴虚证

主症：头晕头痛，口舌咽干，渴喜凉饮，五心烦热，全身乏力，腰膝酸软，大便干结，尿少色黄，舌淡红无苔，脉沉细或弦细。

治拟：滋养肝肾治宜。

方用：六味地黄汤合二至丸。

药用：熟地黄，淮山药，山茱萸，茯苓，泽泻，牡丹皮，仙茅，仙灵脾。

随症加减：肝阳上亢（高血压）者，加夏枯草、墨旱莲。

4. 阴阳两虚证

主症：极度乏力，胃寒肢冷，手足心热，口干欲饮，腰膝酸软，大便稀溏，小便黄赤，脉象沉细，舌淡白胖润有齿痕。

治拟：阴阳两补。

方用：金匮肾气汤或地黄饮子。

药用：熟地黄，淮山药，山茱萸，茯苓，泽泻，牡丹皮，制附子，肉桂，巴戟天，石斛，肉苁蓉，五味子，麦冬，石菖蒲，远志。

随症加减：舌强不能语者，加解语丹。

医案

吴某，男，65 岁

患者高血压病史 12 年，因未重视也未治疗，3 年前突感头晕恶心，胸闷气促，乏力嗜睡，伴随心动心悸，夜不得卧。被当地医院确诊为慢性肾功能衰竭，尿毒症期。

经检查：血肌酐 1 420 μmol/L，血压 210/120 mmHg。医生建议患者血透被拒，后于 2010 年 9 月来我处施治。

证属：肝阳上亢，心肾失交。

拟治：平肝潜阳，交退心肾治宜。

方用：内服郭氏疏导内消汤验方，外用本方沐浴及灌肠等综合治疗。

药用：藤梨根，落地蜂，金蝉花，地公，铜丝草，忍冬藤，羊角风，山萝卜，龙梗，马鞭草，野菊，丹参，生藤，红藤，干姜。

灌肠药用：败酱草，生大黄，煅牡蛎，红藤，败酱草。每日 3 次留肠半小时。

上方内服外用药合二为一淋浴每日 1 次，每次 30 分钟，以微微出汗为度。期间用络活喜、倍他乐克、盐酸可乐定等西药有效控制血压，从而缓解了因恶性高血压而导致的肾损害。同时令患者严格控制饮食，以量出为入的原则进行食物控制，适当补充必要的鱼、肉、蛋类及其制品，严格控制盐、糖的摄入量。一个月后，患者血肌酐降至 660 μmol/L，第二个月降至 430 μmol/L，第三个月降至 310 μmol/L。经过上述综合调治至今，目前病情稳定。

郭医生的忠告

所谓汗法，即是利用某些发汗的药物使其开泄腠理迫汗外出，通过发汗带出体内由于肾衰而不能自排的毒素。

所谓下法，即是通过通便、下积、泻实、逐水，以消除燥屎、积滞、实热及水饮等证的治拟。如用中药灌肠，既简便快捷又灵活效显，是中医治疗危重尿毒症的常用手段，佐以吞、敷、灸、服等其他方法的对症及配合治疗，一般这些患者的危象重症均趋缓和，从而为日后治疗打下基础。

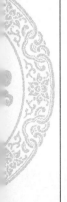

第四章

因病致虚的症、治、方、药

肾虚是现象，肾病是实质

肾病

肾病是肾脏及其系统发生病变的一类病症。

最常见的肾病大致有如下一些：急、慢性肾小球肾炎，过敏性紫癜性肾炎，狼疮性肾炎，糖尿病性肾病，痛风性肾病，高血压性肾病，多囊肾性肾病，乙肝相关性肾炎，结石性肾病，隐匿性肾炎，IgA 型肾炎，肾病综合征，慢性肾功能不全，慢性肾功能衰竭，尿毒症等。

从肾疾的表象上看，肾虚与肾病既是独立的病症，又有紧密的联系。一般而言，狭义的肾虚是指自我感觉腰酸乏力，头身困重，夜尿频数，失眠多梦，男子阳痿不举，女子宫冷不孕等；而广义的肾虚是指患者各类肾脏疾病，在长期患病状态下，因病致虚所致，因而两者有质的区别。

通俗地说，肾虚是指自我感觉与肾有关的各种不适的症状（如腰痛、乏力、烦躁、失眠、耳鸣、遗尿、阳痿、遗精、眩晕、健忘、闭经、痛经等），而通过各种生化辅助检查均无法提示与肾相关的疾病，谓之肾虚。而肾病则是实实在在的一种病症，除了有完整的病名以外，还有与之对应的各种症状与体征（如肾小球肾炎、肾病综合征、隐匿性肾炎、过敏性癜性肾炎、高血压性肾病、糖尿病性肾病、狼疮性肾炎、慢性肾功能不全、尿毒症等，与之对应的症状为水肿、少尿、血尿、高血压、高血脂、高钾、低钙、贫血、低蛋白血症等），并且通过各种检查均可作出明确诊断的各类病症。

当感觉与肾相关但又无法检出相关病症时，一般认为这是肾虚。

当感觉与肾相关，且有水肿、乏力、血尿、蛋白尿等，则可认定是肾病。

需要指出的是，肾虚与肾病则是一个相对概念，在某种情况下肾虚则是肾病的前期，而肾病日久则必然有肾虚的证候。单纯性的肾虚固然有之，但必须经过各种检查并经治疗，方能确定。

肾虚

肾虚是肾脏精气阴阳不足所产生的，诸如精神疲乏、头晕耳鸣、健忘脱发、腰脊酸痛、遗精阳痿、男子不育、女子不孕、更年期综合征等多种病症的一个综合概念。肾虚的种类有很多，其中最常见的是肾阴虚、肾阳虚。肾阳虚的症状为腰酸、四肢发冷、畏寒，甚至还有水肿，为"寒"的症状；肾阴虚的症状为"热"，主要有腰酸、燥热、盗汗、虚汗、头晕、耳鸣等。肾虚会导致人的免疫能力降低，尤其是肾脏免疫能力降低对肾脏的微循环系统亦会发生影响。

肾虚形成的原因，可归结为两个方面，一为先天禀赋不足，二为后天因素引起。

先天不足：肾为先天之本，藏有先天之精，父母精血不足，多导致子女肾虚；情志失调：情志活动（精神状态）必须以内脏精气化为物质基础，所以，中国医学很重视"七情"（喜、怒、忧、思、悲、恐、惊）调和，七情失调、喜怒无常、情志过激、悲伤过度等是造成肾虚的主要因素之一；房劳过度：房事不节，房劳过度则耗伤肾精，肾精流失过多，元阳因之亏损而导致肾虚；久病伤肾：久病不愈，失于调养，损耗精气而导致肾虚，中医有"久病及肾"之说；年老体衰：男女自幼年开始肾逐年充盛，至壮年则达极盛，而到了老年则因肾气衰退呈现衰老。

后天因素：竞争残酷，压力过大：现代文明带来的困惑，使多数人承受着巨大的身心压力，身心俱疲，精力衰退，从而出现失眠、食欲减退、乏力、烦躁、脾气暴躁、神经衰弱等肾虚症状；生活无节：吸烟、饮酒、作息没有一定的规律，过度劳累，均会损伤肾脏致使肾虚；纵情色欲：不良习惯，如过度手淫，性生活过频，可直接损伤人体的肾精，造成肾虚；现代污染：环境污染、空气污染、食品污染、核磁辐射、噪声等使许多毒素瘀积在人体内，威胁健康；滥用药物：现代人一有病就用药，而很多药物对肾脏有损伤。食物中的农药、化肥残留物可直接损伤人体的肾脏。此外还有壮阳药物的滥用，壮阳药多用采补肾阳之法，对人体有一定的危害性；肾精自衰：人过中年以后，人体肾精自然衰少，这是生长壮老已的自然规律，但自衰的早迟程度、快慢，又取决于素体的强弱和平时调摄是否得当，如素体本虚之人，加上烟酒，过度房劳，势必加快肾精自衰的过程；邪毒犯肾：邪毒者，乃湿热疫毒、瘀血湿浊、淋浊结石之类，即现代医学所说的上呼吸道感染、泌尿系感染、肾炎、肾结石等可破坏人体的肾脏。因此，邪毒犯肾也是引起肾虚的重要原因；他病及肾：人体各脏腑之间，不仅在生理上具有相互滋生、相互制约的关系，而且病理上常相互影响。当某一脏或某一腑发生病变时，除了表现本脏的症状外，而且在一定的条件下，还可影响其他脏而出现病症。肾为先天之本，元阴元阳封藏之所，五脏六腑皆赖肾精濡养，同时五脏之病病久必穷及肾脏。《难经》就明确提到"脾病传肾""肺病传肾"的问题。五脏之中还有肝病传肾、心病传肾的问题。从肝病及肾来说，肝藏血，肾藏精，肝肾同源，精血互生，是故肝血不足也可引起肾精亏损的病症。从心肾来说，心气久虚不能下通于肾，肾失心气之助，可致肾志失藏，肾精失固，肾气亦虚等。这些都是他病及肾的病理所在。

中医学认为，肾虚多为长期积累成疾，切不可以急于求成而用大补之药进补，或者用成分不明的补肾壮阳药物，而应慢慢调理。

虚 劳

据《诸病源候论》《圣济总录》等文献分析，虚劳包括因气血、脏腑虚损所致的多种病症，以及相互传染的骨蒸。其中包括较多肾病，其证候呈现虚劳，故属本病范畴。

常见病证及方用

1. 肾气虚证

主症：神疲怠惰，乏力头晕，耳鸣耳聋，发白早脱，牙齿动摇，腰膝酸软，小便清长，或尿后余沥，或遗尿，或夜尿频多，滑精早泄，带下清稀，胎动易滑，舌淡苔白，脉沉弱。

治拟：益气补肾。

方用：大补元煎加减。

药用：山茱萸，炙甘草，烽山药，杜仲，当归，枸杞子，人参，熟地黄。

随症加减：神疲乏力甚者，加黄芪、人参、鹿茸、紫河车；尿频较甚及小便失禁者，加菟丝子、五味子、益智仁、芡实、金樱子、桑螵蛸，以补肾固摄；大便溏薄者，去熟地黄、当归，加肉豆蔻、补骨脂、白术、茯苓、砂仁、莲子肉，以温补固涩。

2. 肾阳虚证

主症：精神委靡，面色白，腰膝酸软冷痛，畏寒肢冷，尤以下肢为甚，或水肿，腰以下为甚，按之凹陷不起；或小便清长，性欲淡漠，阳痿不育，或宫寒不孕；或心悸咳喘；或下利清谷或五更泄泻；舌淡胖，苔白，或有齿痕，脉沉迟。

治拟：温补下元。

方用：右归丸加减。

药用：熟地黄，白术，淮山药，山茱萸，枸杞子，菟丝子，鹿角胶，杜仲，仙茅，巴戟天，仙灵脾，肉苁蓉，炒韭子，当归，蛇床子，肉桂，制附子。

随症加减：火不甚衰，只因气血薄弱者，治宜左归丸（熟地黄，山药，枸杞子，山萸肉，川牛膝，菟丝子，鹿角胶，龟板胶）。

医案

金某，女，45 岁

2013 年 11 月 7 日初诊。有血崩史多年，末次月经 10 月 8 日，就诊时已有 1 个月之余崩漏未停，经后尚有黄浊不清，时有阴痒、乳头亦痒，手脚酸麻，脉象细数而弦，苔微黄、舌边尖红。病由心脾营阴亏损，心肝郁热渗扰经关，以致冲任失固，经水如崩。崩久漏下，必挟其瘀；瘀血不去，新血难以生成归经。治宜益气养阴以滋心脾，使心能主血，脾能统血；清热化瘀以宁血海，使肝能荣血，冲任得固。肾虚相火偏亢，血不循常致崩漏。

证属：故心火偏亢，脾肾两虚。

治拟：宁心安神，健脾补肾治宜。

方用：黄连阿胶汤合黑归脾丸加减。

药用：黄连、阿胶（冲服），黑归脾丸（布包），黄芪炭，忍冬藤，煅花蕊石，地榆炭，炒槐米，樗皮炭，紫葳花，炒川草薢，地肤子，荆芥炭。5 剂。

二诊：因血崩已久，仍绵绵未止，卧床不能起立，动则晕恶。拟气血双补治宜。

药用：炒党参，炒香玉竹片，阿胶珠，玄参炭，北沙参，旋覆花（布包），煅代赭石（先煎），陈皮炭。2 剂。

三诊：崩漏得减。

药用：炒白术，生黄芪，净萸肉，煅龙骨（先煎），煅牡蛎（先煎），生杭白芍，海螵蛸，茜草，棕边炭，五倍子（研细末）。2 剂。

四诊：崩漏得止。上方加炒党参。7 剂，续服以资巩固。

随访数月，本病已愈。

耳鸣耳聋

耳鸣多因血气不足，宗脉则虚，风邪乘虚，随脉入耳，与气相搏而致。耳聋是指主观感觉或客观检查均示听力有不同程度障碍。耳聋可由先天或外感内伤所致。

常见病证及方用

1. 风邪外袭证

主症：突然耳鸣，耳聋，伴头痛，骨节疼痛，恶心发热，耳内作痒或耳中疼痛、出血、流脓等。苔薄白，脉浮数。

治拟：祛风解表治宜。

方用：清神散加减。

药用：甘菊，防风，荆芥，通草，羌独活，僵蚕，川芎，木香，石菖蒲，甘草。

随症加减：若风热上袭者，选防风通圣散［防风，荆芥，连翘，麻黄，薄荷，川芎，当归，芍药，白术，山栀子，大黄，芒硝（冲），石膏，黄芪，桔梗，甘草，滑石］加减；发热咽痛者，加二花、板蓝根；项强不舒者，加葛根；耳痛流脓出血者，用蛇蜕烧灰存性，吹入耳内。

2. 肝胆火盛证

主症：突然耳鸣耳聋，头痛面赤，口苦咽干，心烦易怒，夜寐不安，胸胁胀闷，溲赤便秘，舌红，苔黄，脉弦数。

治拟：清肝泄热治宜。

方用：龙胆泻肝汤加减。

药用：龙胆草，山栀子，黄芩，当归，生地黄，车前子，泽泻，通草，柴胡，炙甘草。

随症加减：便秘者，可酌加大黄、芦荟。

3. 痰火郁结证

主症：两耳蝉鸣，时轻时重，有时胀闷闭塞，胸中烦满，痰多，口苦，苔薄黄而腻，脉滑数。

治拟：化痰清火、和胃降浊治宜。

方用：二陈汤加减。

药用：陈皮，半夏，茯苓，黄连，黄芩，枳壳，柴胡，石菖蒲，竹沥。

随症加减：体壮邪实者，可用礞石滚痰丸（大黄、黄芩、礞石、沉香）。

4. 瘀阻宗脉证

主症：耳鸣、耳聋如塞，耳流陈血，或见聤耳与陈血胶结，面色暗滞，舌淡暗或有瘀点瘀斑，苔薄，脉涩。

治拟：通窍活血治宜。

方用：通窍活血汤加减。

药用：赤芍，桃仁，红花，丹参，老葱，大枣，生姜，麝香，黄酒适量。可酌加象贝、昆布、海藻等。

5. 中气不足证

主症：耳鸣如蝉噪，或如钟鼓，甚则耳聋，面色萎黄，倦怠乏力，纳差便溏，脘腹坠胀，舌淡，苔薄，脉细弱。

治拟：益气健脾、升提中气治宜。

方用：补中益气汤加减。

药用：人参，黄芪，白术，陈皮，柴胡，当归，升麻，炙甘草，葛根，蔓荆子。

随症加减：若兼肾气不足者，酌加熟地黄、菟丝子、炒杜仲；心气不足者，酌加远志、酸枣仁、五味子；兼肝胆炽盛者，加山栀子、丹皮、车前子。

6. 阴血亏损证

主症：耳鸣嘈嘈，甚则耳聋，面色无华，唇甲苍白，脉细无力，苔薄，舌质淡。

治拟：补益气血治宜。

方用：人参养营汤加减。

药用：人参，麦冬，五味子，生地黄，当归，白芍，知母，陈皮，甘草，龟板。

随症加减：心血不足者，酌加龙眼肉、酸枣仁、益智仁；肝血不足者，酌加木瓜、女贞子、墨旱莲；血虚有热者，酌加柴胡、山栀子、丹皮。

7. 肝肾亏虚证

主症：肾阴不足，耳聋耳鸣，虚烦不眠，头晕目暗，腰膝酸软，遗精，舌红少苔，脉细弱或细数，或兼肢软腰冷，阳痿早泄，舌淡，苔薄，脉沉细。

治拟：补益肝肾、潜阳聪耳治宜。

方用：耳聋左慈丸加减。

药用：熟地黄，山茱萸，淮山药，丹皮，泽泻，茯苓，柴胡，磁石。

随症加减：肝肾亏虚明显者，加墨旱莲、女贞子；肾阳亏虚明显者，加附片、肉桂；兼邪实者，可酌加防风、细辛以祛风，黄连、黄柏以泻火，半夏、陈皮以化痰，桃仁、红花以化瘀，石菖蒲以通窍利水。

8. 肾火妄浮证

主症：口燥咽干，清窍闭塞，耳流脓血，不闻人声。

治拟：潜纳滋填、佐以通阳治宜。

方用：肾热汤加减。

药用：生地黄汁，葱白，磁石，牡蛎，炒白术，麦冬，芍药，甘草，大枣。

医案

赵某，男，70 岁

长期体虚多病，近期突然耳鸣月余，伴听力明显下降，自述腰膝酸软、头晕眼糊、视物昏花、口干不欲饮。舌红少苔脉细数。

证属：肾阴亏虚、肝肾不足。

拟治：益精补血、滋养肝肾治宜。

方用：左归丸合耳聋左慈丸加减。

药用：熟地黄，淮山药，山茱萸，川牛膝，菟丝子，五味子，石菖蒲，野菊花。7剂，水煎服。

二诊：诸症缓解。

再续上方4周。

三诊：病愈。

随访半年，未现耳鸣，听力未受影响。

遗　尿

遗尿是指小便不能随意控制而自遗，俗称小便失禁。多因肾元不足，下焦虚寒而不能制约水液；肺脾不足，气虚不能统摄水液；中风及外感热病等病程中，出现溲便自遗等。

常见病证及方用

1. 下元虚衰，肾气不固证

主症：小便自遗或不禁，神疲怯寒，腰膝酸软，舌淡苔薄白，脉细无力。

治拟：温肾、止遗、固涩治宜。

方用：缩泉丸加减。

药用：淮山药，乌药，益智仁。药研为细末，以冷开水泛丸，温开水送服；也可改作汤剂，按常规剂量，水煎服。

随症加减：如肢冷畏寒明显者，加菟丝子、肉苁蓉、鹿茸、附子；面气虚等肺虚证者，加党参、黄芪、五味子。

2. 肾阳虚证

主症：神疲怯寒，腰膝酸软，两足无力，小便清长，畏寒肢冷，尿自遗或不禁，苔薄，舌质淡，脉沉细无力或脉沉缓。

治拟：温肾固涩治宜。

方用：菟丝子丸加减。

药用：菟丝子，肉苁蓉，桑螵蛸，益智仁，淮山药，五味子，牡蛎，附子，鹿茸。

随症加减：若下焦虚冷好转，应减少温阳之品，可在缩泉丸基础上加用菟丝子、补骨脂、肉苁蓉等；如老人虚寒太盛，可选大菟丝子丸。

医案

钱某，女，70岁

患者自诉身患多种慢性疾病，因病程绵长，久而久之小便自遗不禁，用尿不湿方可出门，自感神疲乏力、畏寒肢冷、腰膝酸软、胕肿益甚。舌淡、苔薄白，脉细无力。

证属：肾阳亏虚，水湿内停。

拟治：温阳固肾，和水消肿治宜。

方用：右归丸合真武汤加减。

药用：熟地黄，淮山药，山茱萸，枸杞子，菟丝子，杜仲，当归，肉桂，茯苓，白芍，焦术，干姜，大枣。7剂。

二诊：诸症有缓解。

再续上方7剂。

三诊：遗尿止，下肢水肿消退。

继服上方，随症加减，上方去焦术、肉桂。再方1个月，以资巩固。随访数月，本病已愈。

痰　病

泛指痰涎停留于体内的病证。多因脏腑气化功能失常，水液吸收、排泄障碍所致，尤与肺脾二脏关系密切，故有"脾为生痰之源，肺为贮痰之器"之说。

常见病证及方用

1. 肾阴虚水泛证

主症：眩晕，震颤欲倒，心悸喘促，痰多稀薄，身动，小便不利，水肿，畏寒肢冷，腰膝冷痛，舌淡胖有齿痕，苔白润，脉沉弱。

治拟：温肾、行水、化痰治宜。

方用：肾气丸加减。

药用：干地黄，淮山药，山茱萸，泽泻，茯苓，丹皮，附子，桂枝，半夏，白术，炙甘草。

随症加减：痰多清稀色白或呕涎清冷者，加干姜、吴茱萸、姜半夏、陈皮、苏子温化痰饮；偏肾阴亏损者，因虚火煎熬津液为痰，故痰咳不爽，喘咳不宁，头晕耳鸣，腰膝酸软，舌嫩红苔少，脉沉细，当金水六君煎（当归、熟地黄、陈皮、半夏、茯苓、炙甘草、生姜）加味以滋阴化痰；肺阴虚者，加生脉散；肢重寒冷者，加巴戟天、仙灵脾；短气乏力，耳鸣耳聋者，加补骨脂、黄芪；喘甚者，加紫石英、沉香，以纳气定喘。

2. 肾阳虚水泛证

主症：喘促动则为甚，或咳喘气怯，怯寒肢冷，少腹拘急，脐下悸动，小便不利，足跗水肿，或吐涎沫而头目昏眩，舌苔胖大，苔白润或灰腻，脉沉细滑。

治拟：温肾化饮治宜。

方用：真武汤合五苓散。

药用：炮附子，茯苓，猪苓，芍药，生姜，桂枝，白术，泽泻。

随症加减：食少痰多者，多加半夏、陈皮；气短，动则喘甚（肾不纳气）者，加黄芪、钟乳石、沉香、补骨脂；饮邪迫肺而见咳逆痰多者，加干姜、五味子、苏子、款冬花；兼脾阳亦虚，运化无权，痰饮中阻者，待咳嗽，咳痰，眩晕，呕吐等标证转轻而以本虚为主时，用苓桂术甘汤（茯苓、桂枝、白术、炙甘草）合香砂六君子汤（人参、白术、甘草、陈皮、半夏、砂仁、木香、生姜）加减；待脾运来复后，转入补肾为主者，选用肾气丸（熟地黄、淮山药、茯苓、泽泻、丹皮、山萸肉、附子、肉桂）。

医案

孙某，男，21 岁

患者自幼体虚，近自诉身热 2 个月余，咳嗽气急，动则心悸，胸闷、胸痛连胁，苔薄腻，脉弦沉细。检查：体温 38.5 ℃；血常规：白细胞 17×10^9/L，中性 86%，淋巴 14%；胸片显示：右侧渗出性胸膜炎。曾给抗痨、抗菌及中药养阴润肺类药物治疗 1 周。

证属：证属痰饮，为水邪上凌心肺。

拟治：逐水祛饮治宜。

方用：人葶苈大枣汤合控涎丹加减。

药用：葶苈子，黑、白丑（各），桑白皮，南沙参，北沙参，麦冬，秋百部，炙草，冬瓜子，大腹皮，大枣，控涎丹。3 剂。

二诊：服药后，咳嗽气急、胸闷心悸均好转。检查：体温 37.5 ℃；血常规：白细胞 17×10^9/L，中性 73%，淋巴 24%，大单核 1%，酸性 2%。再拟原方，控涎丹改日服 2 次，每次 1.5 g。

三诊：又服上方 5 剂，热退脉静、纳增，咳嗽痰白难咳。苔薄白，脉细。原方去桑白皮，加炙紫菀、栝楼皮，控涎丹改日服 3 次，每次 1.5 g。

四诊：连服上方 5 剂，气急心悸消失，咳嗽胸痛大减，痰浊转少。拟上方去麦冬，加茯苓皮。

五诊：上方继续服 2 周，咳嗽胸痛除，饮食正常，唯大便转溏，日行2次。治拟益气扶脾。

　　配方：炙黄芪，炒党参，茯苓，焦冬术，炙甘草，陈皮，车前子，炒薏苡仁，大枣。服本方用半个月后，大便恢复正常。X线复查示：右侧胸膜炎症消失，横膈清晰，肋膈角锐利。各项症状全消，病告痊愈。

眩　晕

眩，意眼花；晕，意头旋，两者同时并见故称眩晕。外感六淫，内伤气血脏腑，皆可导致本症。而以风火、痰湿、正虚者居多。

🌥常见病证及方用

1. 肾精不足证

主症：眩晕而空，久发不已，神靡腰酸，发枯脱落，遗精滑泄，耳鸣齿摇，少寐健忘。或颧红咽干烦热，舌嫩红，苔少光剥，脉细数。或面色白，形寒肢冷，舌淡嫩，脉细弱。

治拟：偏阴虚者，补肾滋阴治宜；偏阳虚者，补肾助阳治宜。

方用：补肾滋阴宜左归丸；补肾助阳宜右归丸。

药用：左归丸：熟地黄，淮山药，山茱萸，枸杞子，菟丝子，鹿角胶，龟板胶，川牛膝。右归丸：熟地黄，淮山药，山茱萸，枸杞子，菟丝子，鹿角胶，杜仲，当归，肉桂，制附子。

随症加减：虚热内甚者，加鳖甲、知母、黄柏、丹皮滋阴清热；心肾不交、失眠多梦者，加阿胶、鸡子黄、酸枣仁、柏子仁，以交通心肾、养心安神；肺肾阴虚者，加沙参、麦冬、玉竹等，以滋养肺肾；肝阳上亢、眩晕较甚者，加龙骨、牡蛎、磁石之类，以潜浮阳；眩晕目花、耳鸣腰酸者，可加山茱萸、菟丝子、枸杞子、鹿角胶、女贞子等，以填精补髓；遗精频频者，加莲须、芡实、桑螵蛸、潼蒺藜、覆盆子等，以固肾涩精；肾精不足眩晕者，待病情改善后，可选用六味地黄丸，以图治本。

2. 肝肾不足证

主症：眩晕久发不已，视力减退，两目干涩，少寐健忘，耳鸣，口干，神疲乏力，腰膝酸软，舌红苔黄，脉弦细。

治拟：滋养肝肾、养阴填精治宜。

方用：左归丸加减。

药用：熟地黄，山茱萸，淮山药，枸杞子，菟丝子，鹿角霜，怀牛膝，龟板胶。

随症加减：阴虚内热重，表现五心烦热，舌质红脉弦细数，加鳖甲、知母、黄柏、牡丹皮，以滋阴清热；若失眠梦多健忘等心肾不交证候明显者，加阿胶、鸡子黄、酸枣仁、柏子仁等，以交通心肾。

医案

李某，女，65岁

患者自诉：反复头晕3年，高血压病史3年，最高血压160/100 mmHg，日常服用珍菊降压片、络活喜等药物，有高脂血症史。感颈部拘急，头昏目糊，寐尚安。现服用络活喜5 mg，每日1次。诊查：血压125/82 mmHg，心率65次/分，律齐，两肺呼吸音清晰，未闻及干湿性啰音，双下肢轻度水肿；脉细，苔薄、舌红、少津。辅助检查：血胆固醇6.28 mmol/L，低密度脂蛋白3.7 mmol/L，高密度脂蛋白1.48 mmol/L。

证属：肝肾阴虚。

治拟：平肝潜阳，行气制水治宜。

方用：天麻钩藤饮加减治宜。

药用：天麻，杭白芍，石决明（先煎），生牡蛎（先煎），夜交藤，生地黄，栀子，黄芩，川牛膝，夜交藤，益母草。车前子，泽泻，甘菊，淮小麦，川石斛，麦冬，枸杞子，焦谷芽，桑叶，钩藤（后下）。14剂，水煎服，日服1剂，每日2次，每次200 ml。

二诊：服药后，偶有头昏目糊，夜寐可，纳便无殊，脉细、苔薄、舌红中裂。治拟养阴滋肾平肝。

药用：石决明（先煎），益母草，生牡蛎（先煎），天麻，杭白芍，桑寄生，生地黄，甘菊，淮小麦，川石斛，决明子，枸杞子，葛根，钩藤（后下）。14剂，水煎服，日服1剂，每日2次，每次200 ml。

药后诸症消失，在结合西药治疗血压、血脂控制平稳。

头　痛

亦称头疼。凡整个头部以及头的前、后、偏侧部的疼痛，总称为头痛。头为诸阳之会，精明之府，五脏六腑之气血皆上会于此。凡六淫外感，脏腑内伤，导致阳塞，浊邪上踞，肝阳上亢，精髓气血亏损，经络运行失常等，均能导致头痛。

ᨐ 常见病证及方用

1. 肾精不足证

主症：头痛而空，每兼眩晕，腰痛酸软，神疲乏力，遗精带下，耳鸣少寐，舌红少苔，脉沉细无力。

治拟：补肾养阴治宜。

方用：大补元煎。

药用：山茱萸，炙甘草，炒山药，杜仲，当归，枸杞子，人参，熟地黄。

随症加减：头痛而畏寒，面白肢冷，舌淡，脉沉细者，属肾阳不足，可用右归丸以温补肾阳，填精补血；兼外感寒邪者，可投麻黄附子细辛汤。

2. 肝肾不足证

主症：头痛而眩，心烦易怒，夜眠不宁，腰膝酸软，神疲乏力，耳鸣少寐，口苦口渴不欲饮，舌红苔薄，脉弦细。

治拟：滋养肝肾治宜。

方用：天麻钩藤饮合大补元煎加减。

药用：天麻，钩藤，石决明，杜仲，益母草，山栀子，黄芩，牛膝，桑寄生，夜交藤，炒山药，当归，熟地黄，山茱萸。

随症加减：烦躁不安者，加淡竹叶；耳鸣尤其者，加菟丝子；若头昏头痛而空症属少血所致者，加炙黄芪，使其养血补血而祛头痛。

医案

邱某，男，65 岁

患者自诉：高血压病史十余年，头痛头晕，反复发作，加重 4 个月，伴心悸出汗，动则尤甚，耳鸣、指端麻木。头颅 CT 示左侧基底节腔隙性脑梗塞，已服西药降压，血压正常，但症状不缓解，舌暗红少津、苔薄黄、舌底脉络紫暗迂曲，脉弦细。

证属：肝肾不足证。

拟治：舒通经络，平肝潜阳治宜。

方用：天麻钩藤饮合血府逐瘀汤加减。

药用：天麻，钩藤，杭菊，黄芩，白芍，生地黄，杜仲，石决明，丹参，川芎，三七，红花，赤芍，葛根，夏枯草。7 剂，水煎服。每日 1 剂，日服 2 煎，每次 200 ml。

二诊：症状减轻，之后根据患者症状及舌脉象加减，连续服用 1 个月而症状缓解。

为巩固治疗继服上方，继服本方 3 个月病告痊愈。

健 忘

又称善忘，好忘，多忘。指前事易忘。多因思虑过度，心肾不足，脑力衰退所致。

常见病证及方用

1. 肾精不足证

主症：健忘，腰酸腿软，头晕耳鸣，遗精早泄，五心烦热，舌红，脉细数。

治拟：补肾益精治宜。

方用：六味地黄丸加减。

药用：酸枣仁，五味子，远志，菖蒲，熟地黄，淮山药，山茱萸，茯苓，泽泻，丹皮。

随症加减：若肾阳虚者，加鹿角胶、肉苁蓉、巴戟天、紫河车，以阴阳同补，填精益脑。

2. 心肾不交证

主症：遇事善忘，腰酸腿软，或有遗精，头晕耳鸣，或手足心热，心烦失眠，舌苔薄白，质红，脉细数。

治拟：交通心肾治宜。

方用：心肾两交汤化裁。

药用：熟地黄，山茱萸，人参，当归，麦冬，酸枣仁，白芥子，黄连，肉桂末。

随症加减：若心肾两虚，兼肝郁气滞而健忘者，可用通郁汤。

医案

吴某，男，74 岁

患者自诉：因患肾病数十年，致身体羸弱，遇事善忘，脑 CT 显示小脑轻度萎缩，自感腰膝酸软，脚跟疼痛，舌红，脉细数。

证属：肾精亏虚。

治拟：补肾填精治宜。

方用：金匮肾气丸合郭氏疏导内消汤加减。

药用：熟地黄，淮山药，山茱萸，茯苓，泽泻，牡丹皮，石菖蒲，合欢皮，墨旱莲，菟丝子，龙梗，剑兰，干姜，炙甘草，大枣。配方 7 剂，水煎服。

二诊：患者自感腰膝酸软的症状有所缓解。续用原方 21 剂。

三诊：患者自感腿脚有力，脑子清爽了许多，肾病也有明显的好转。

既然上方生效，但病未愈。故以原方续治，三个月后各项症状消失，脑 CT 显示小脑症状明显改善。

心　悸

指患者不因惊吓，自觉心跳、心慌，悸动不安。多由气虚、血虚、停饮，或气滞血瘀所致。

常见病证及方用

1. 心肾阳虚证

主症：心悸喘咳，不能平卧，小便短少，下肢水肿，渴不欲饮，伴有眩晕，恶心吐涎，形寒肢冷，胸脘痞满舌淡苔滑，脉弦滑或沉细而滑。

治拟：振奋心阳、化气利水治宜。

方用：苓桂术甘汤合真武汤。

药用：炮附子，桂枝，芍药，炙甘草，生姜，茯苓，白术。

随症加减：水饮上逆，恶心呕吐者，加制半夏、陈皮、生姜，以和胃降逆；尿少水肿明显者，加泽泻、猪苓、防己、葶苈子、大腹皮、车前子；若伴入夜咳剧或端坐呼吸者，当重用温阳利水之品；咳喘甚者，加杏仁、前胡、桔梗；兼见瘀血者，加当归、川芎、刘寄奴、泽兰叶、益母草；心脾阳气虚弱，水饮停聚，水气凌心者，用春泽汤（人参，猪苓，泽泻，白术，茯苓，桂枝）。

2. 心肾不交证

主症：心悸易惊，心烦失眠，五心烦热，口干，盗汗，思虑劳心则症状加重，伴有耳鸣，腰酸，头晕目眩，舌红少津，苔少或无，脉细数。

治拟：滋阴清火、养心安神治宜。

方用：黄连阿胶汤加味。

药用：黄连，黄芩，芍药，鸡子黄，阿胶，炒枣仁，麦冬，珍珠母，生龙骨，生牡蛎。

随症加减：肾阴亏虚、虚火妄动、遗精腰酸者，加龟板、熟地黄、知母、黄柏，或加知柏地黄丸（知母、黄柏、生地黄、山萸肉、淮山药、丹皮、茯苓、泽泻）；阴虚而火热不甚者，可改用天王补心丹；心阴亏虚、心火偏旺而有虚烦不寐、口苦咽燥者，加黄连、山栀子、淡竹叶等以清心宁心，或改服朱砂安神丸（朱砂、黄连、生地黄、当归、甘草）；若阴虚夹有瘀热者，可加丹参、赤芍、丹皮、生地黄、知母等，以清热凉血、活血化瘀；夹有痰热者，加用黄连温胆汤（黄连、竹茹、半夏、陈皮、茯苓、甘草、枳实、大枣）。

医案

郑某，女，65岁

患者因病多年致虚，近日时常心悸咳喘，甚则不得平卧，伴下肢水肿，胃脘痞满，痰涎壅盛，舌淡苔滑，脉沉细无力。

证属：心悸，心肾阳虚。

治拟：温阳助气，运脾利水治宜。

方用：郭氏疏导内消汤合苓桂术甘汤加减。

药用：藤梨根，地公，六曲，夏至草，小青皮，广木香，白茯苓，桂枝，夜交藤，石菖蒲，姜半夏，车前子，干姜，大枣。配方14剂，水煎服。

二诊：患者症状明显减轻。续用原方月余。

三诊：患者心悸之症全消，自感轻松许多。再用原方1个月。

三诊：续服上方1个月，本病告愈。

失　眠

失眠是指经常性的睡眠减少，或不易入睡，或睡而易醒，醒后不能再度入睡，甚至彻夜不眠。凡因天时寒热不均，被褥冷暖太过，睡前饮浓茶、咖啡等兴奋性饮料，或偶因精神刺激、思虑太过而致偶然不能入睡者，不属病患。

常见病证及方用

1. 肾阴虚证

主症：心悸不安，心烦不寐，腰酸足软，伴头晕，耳鸣，健忘，遗精，口干津少，五心烦热，舌红少苔，脉细而数。

治拟：滋阴降火、清心安神治宜。

方用：六味地黄丸合黄连阿胶汤加减。

药用：熟地黄，山萸肉，干山药，泽泻，牡丹皮，茯苓，黄连，阿胶，黄芩，炒生地黄，生白芍，炙甘草。

随症加减：若心烦心悸，梦遗失精，可加肉桂引火归元，与黄连共用交通心肾，心肾可安。此外，朱砂安神丸（朱砂、黄连、地黄、当归、甘草）。天王补心丹也可酌情选用。

2. 心肾不交证

主症：心烦不寐，头晕耳鸣，烦热盗汗，咽干，健忘，腰膝酸软，舌红少苔，脉细数。

治拟：交通心肾治宜。

方用：交泰丸加减。

药用：黄连，肉桂，生地黄，知母，麦冬，阿胶，白芍，黄芩。

随症加减：以心阴虚为主者，用天王补心丹；肾阴虚为主者，可用六味地黄丸加夜交藤、酸枣仁、合欢皮、茯神之类。

医案

方某，女，31 岁

患者自诉：近年口舌干燥，失眠多梦，烦躁不安，腰酸腿软，伴头晕目眩，甚则手足胸心灼热。舌红少苔，脉细数。

证属：失眠（阴虚火旺）。

治拟：滋阴降火，清心安神治宜。

方用：郭氏疏导内消汤合天王补心丹加减。

药用：石菖蒲，墨旱莲，夜交藤，胆南星，柏子仁，黄精，小叶兰，川牛膝，青蒿，野菊花，六月霜，牡丹皮，生甘草。配方 7 剂，水煎服。

二诊：患者自感口干、心烦、头晕、失眠之症明显好转。续用原方，加黄连、阿胶、黄芩，淡竹叶。配方 14 剂，水煎服。

三诊：患者自感神清心安，睡眠明显改善。续用上方 1 个月，加以巩固。

迄今无任何不适，本病痊愈。

消　渴

又名消瘅。宋元以后，又有称三消者。泛指多饮、多食、多尿症状为特点的病证。多因过食肥甘，饮食失宜，或情志失调，劳逸失度，导致脏腑燥热，阳虚火旺所致。

常见病证及方用

1. 肾阴虚证

主症：尿频尿多，混浊如脂膏，或尿甜，形瘦少力，腰膝酸软，头晕耳鸣，五心烦热，口干唇燥，舌红瘦薄，少苔，脉细数。

治拟：滋阴固肾。

方用：六味地黄丸加减。

药用：熟地黄，淮山药，山茱萸，茯苓，泽泻，丹皮，枸杞子。

随症加减：阴虚火旺而烦躁，五心烦热，盗汗，失眠者，可加知母、黄柏、龙骨、地骨皮、鳖甲、牡蛎、桑螵蛸，以滋阴泻火、镇摄浮阳；尿量多而混浊者，加益智仁、桑螵蛸、五味子等，以益肾缩泉；气阴两虚而气短、舌质淡红者，可加党参、黄芪、黄精以精补益气。

2. 肾阴阳两虚证

主症：小便频数，混浊如膏，甚至饮一溲一，面容憔悴，耳郭干枯，腰膝酸软，四肢欠温，畏寒怕冷，阳痿不举，舌淡苔白而干，脉沉细无力。

治拟：滋阴，温阳，固肾。

方用：肾气丸加减。

药用：熟地黄，淮山药，山茱萸，茯苓，泽泻，丹皮，炮附子，桂枝。

随症加减：阴阳气血俱虚者，可选用鹿茸丸以温肾滋阴、补益气血；阳虚畏者，加紫河车并酌鹿茸粉0.5 g，以启动元阳、助气化；腰膝酸软者，加桑寄生、杜仲、川续断；面容憔悴者，加何首乌、枸杞子。

医案

施某，男，46岁

患者自诉：体检时发现空腹血糖 6.9 mmol/L，餐后 2 小时血糖 12.2 mmol/L，胆固醇 7.5 mmol/L，三酰甘油 4.6 mmol/L，低密度脂蛋白 3.8 mmol/L，血压 140/90 mmHg。患者体型肥胖（体重 90 kg），平时常觉肢体困倦，嗜睡乏力。口苦口腻，胃纳一般，二便正常，舌质淡胖、苔薄白腻，脉滑。西医诊断：糖耐量减低（IGT），中医证属消渴范畴。

证属：脾虚痰瘀夹杂型。

治拟：益气健脾、化痰通络治宜。

方用：金匮肾气丸合二陈汤加减。

药用：党参，橘红，淮山药，炒苍术，白术，葛根，炙鸡内金，山楂，姜黄，丹参，姜半夏，山茱萸，石菖蒲，干姜，茯苓，决明子。配方 14 剂，水煎服。

二诊：精神转佳，口苦症状不显著。复查：空腹血糖 5.4 mmol/L，餐后 2 小时血糖 8.4 mmol/L。续方治疗 2 个月。

三诊：复查：空腹血糖 5.1 mmol/L，餐后 2 小时血糖 7.2 mmol/L，胆固醇 4.0 mmol/L，三酰甘油 2.41 mmol/L，低密度脂蛋白 3.23 mmol/L。

嘱注意饮食调节，忌甘甜肥厚食品，增加运动控制体重。之后多次复查各项指标均正常。

痹　证

一是泛指邪气闭阻肢体、经络、脏腑所引起的多种疾病；二是指风寒湿邪侵袭肢体经络而导致肢体疼痛、麻木、屈伸不利的病症。

常见病证及方用

1. 寒湿痹证

主症：全身关节疼痛，遇寒则剧，得温则减，伴口不渴、形寒、肢冷便溏，重则关节屈伸不利，或变形，苔薄白、脉沉细。

治拟：祛寒散湿、补肾强筋治宜。

方用：蠲痹汤加减。

药用：羌活，独活，桂心，秦艽，当归，川芎，甘草，桑枝，海风藤，乳香，木香。

随症加减：如见痛处游走不定为风胜者，加荆芥、防风；疼痛剧烈，关节不可屈伸，为寒胜者，加附子、细辛或川乌、草乌；肢体关节重著，肌肤麻木，为湿胜者，加防己、苍术、薏苡仁；邪从热化，关节红肿者，去桂心，加知母、石膏、防己、桂枝；痛在上肢者，加姜黄、威灵仙；痛在下肢者，加木瓜、川续断。

2. 风湿热痹证

主症：关节疼痛，局部灼热红肿，得冷稍舒，痛不可触，可病及一个或多个关节，甚则热烦闷等全身症状，舌红，舌黄燥，脉滑数。

治拟：清热通络、祛风除湿治宜。

方用：白虎桂枝汤加减。

药用：石膏，知母，甘草，粳米，桂枝，豨莶草，苍术。

随症加减：痛甚者，加延胡索；口渴者，加玄参。

155

医案

周某，男，56 岁

患者自诉：四肢畏寒、麻木，下肢尤甚，神疲腰酸，脉细弱，苔薄根白腻。

证属：气血两虚，肾阳不足，寒湿阻络。

治拟：益气血，温肾阳，佐以祛寒利湿活络治宜。

方用：薏苡仁汤合蠲痹汤加减。

药用：平地木，鸡血藤，杜仲叶，伸筋草，六月雪，熟附子，川桂枝，薏苡仁，绿皮根，淮山药，补骨脂，熟地黄，茯苓。配方7剂。每日1剂，日服2煎，每次200 ml。

二诊：证如上述，大便偏软。上方去平地木、桂枝、六月雪，加黄芪、肉桂、丹皮，萸肉、防风、防己、怀牛膝、细辛、泽泻，鸡血藤、杜仲叶、伸筋草。配方7剂。

三诊：药后畏冷肢麻腰酸诸症均减。

药用：黄芪，熟附子，肉桂，乌拉草，党参，冬术，淮山药，当归，防己，仙灵脾，生地黄，熟地黄，甘草，牛膝。配方7剂。

以后在原方的基础上随症加减。续服月余，诸症全消。

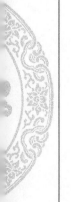

156

血 证

指由多种原因引起火热熏灼或气虚不摄，致使血液不循常道，或上溢于口鼻诸窍，或下泄于前后二阴，或渗出于肌肤所形成的疾患，统称为血证。也就是说，非生理性的出血性疾患，称为血证。在古代医籍中，亦称为血病或失血。

常见病证及方用

1. 肝肾阴虚证

主症：鼻衄、齿衄、肌衄同时兼见，性情急躁易怒，口干心烦，齿摇不坚，手足心热，腰膝酸软，舌红苔少，脉细数。

治拟：滋阴降火、凉血止血治宜。

方用：滋水清肝饮合茜草根散加减。

药用：熟地黄，淮山药，山茱萸，牡丹皮，茯苓，泽泻，柴胡，白芍，山栀子，当归，人枣，茜草根，黄芩，侧柏叶，阿胶（另烊），甘草，生地黄。

随症加减：可酌情加白茅根、仙鹤草、藕节，以清血止血；虚火较甚而见低热、手足心热者，加地骨皮、白薇、知母，以清退虚热。

2. 肾气不固证

主症：久病尿血色淡红，头晕耳鸣，精神阑惫，腰背酸痛，舌质淡，脉沉弱。

治拟：补肾益气、固摄止血治宜。

方用：无比山药丸加减。

药用：山茱萸，泽泻，熟地黄，茯神，巴戟天，牛膝，赤石脂，淮山药，杜仲，菟丝子，肉苁蓉。

随症加减：主症兼血虚者，加当归、黄芪；神疲乏力甚者，加党参、平地木；兼腰酸腰坠者，加升麻、桑寄生。

医案

赵某，女，32 岁

患者自诉发现尿检红细胞 6 个月。病史：6 个月前孕 36 周时产前检查尿常规：红细胞（++~+++），后剖宫产下一女婴，产后多次查尿常规：蛋白（+~±），红细胞（++~+++），尿红细胞形态 70% 异形，半月前住院行肾活检术，病理示：肾小球系膜增生性病变，免疫球蛋白（++），系膜区弥漫颗粒样沉积，符合 IgA 肾病。诊查：腰酸，乏力，咽干，时有手足心热，易感冒，舌淡红，舌体偏瘦，苔薄白，脉细；尿常规红细胞（++）。西医诊断：IgA 肾病。中医诊断：（肾炎）尿血。

证属：肾阴亏虚。

拟治：滋养肾阴收敛止血治宜。

方用：疏导内消汤合小蓟饮子加减。

药用：生地黄，熟地黄，淮山药，仙鹤草，萸肉，丹皮，茯苓，五味子，女贞子，蝉蜕，地锦草，墨旱莲，薏苡仁，淡竹叶。配方 14 剂。

二诊：腰酸有好转，仍感乏力、咽干、时有大便溏薄、舌淡红、舌体偏瘦、苔薄白、脉细。尿常规红细胞（+）。

拟治：滋肾健脾，佐以止血治宜。

药用：黄芪，白术，防风，当归，生地黄，熟地黄，淮山药，藤梨根，仙鹤草，墨旱莲，半边、枝莲（各），南沙参，北沙参，薏苡仁，白芍，桑枝，寄生，白茅根，淡竹叶。配方 14 剂。

三诊：诸症改善。

续用上方，约半年后尿红细胞阴性，且各项指标正常，本病告愈。

关节疼痛

关节疼痛主要是由于关节炎或关节病引起。关节疼痛牵涉范围非常广泛并且种类繁多，因此关节疼痛的鉴别诊断至关重要。关节痛在中医病症中属于肢节痛、肢节肿痛、痹证、痛风等病症范畴。

常见病证及方用

寒湿痹证

主症：全身关节疼痛，遇寒则剧，得温则减，伴口不渴，形寒、肢冷、便溏，重则关节屈伸不利，或变形，苔薄白，脉沉细。

治拟：祛寒散湿，补肾强筋。

方用：蠲痹汤加减。

药用：羌活，独活，桂心，秦艽，当归，川芎，甘草，桑枝，海风藤，木香。

随症加减：若痛处游走不定，为风胜者，加荆芥、防风；疼痛剧烈，关节不可屈伸，为寒胜者，加附子、细辛，或川乌、草乌；肢体关节重著，肌肤麻木，为湿胜者，加防己、苍术、薏苡仁；邪从热化，关节红肿，去桂心，加知母、石膏、防己、桂枝；痛在上肢者，加姜黄、威灵仙；痛在下肢，加木瓜、川续断。

医案

赵某，男，46岁

患者主诉：第二拇趾关节红肿疼痛2天。半年前突然出现右足第二拇趾关节处疼痛，继而出现红肿，诊断为痛风性关节炎，经治疗好转。半年后，因酗酒，饱食，右足第二拇趾关节又突然急性发作，局部红、肿、热、痛，同时右踝关节处肿痛难忍。经注射青霉素，口服泼尼松（强的松）片等治疗，疗效不佳。就诊时，证见右足第二拇趾关节及踝关节红肿明显，疼痛呈针刺样痛不可近，活动功能障碍，兼见发热、口渴，小溲黄赤，纳谷不香，舌红边褐，苔黄腻，脉弦数。实验室检查血尿酸 640 μmol/L。

证属：湿热内蕴，瘀血阻滞，经络失和。

拟治：清热燥湿，佐以活血祛瘀，通络止痛治宜。

方用：白虎桂枝汤合薏苡仁汤加减。

药用：知母，桂枝，薏苡仁，木瓜，牛膝，独活，桑寄生，秦皮，生甘草。3 剂，水煎服。日服 1 剂，每日 2 煎，每次 200 ml。

二诊：局部红肿减退，疼痛好转。续用 3 剂。

三诊：诸症消失，为巩固治疗，本方续用月余，故数年不见再发。

月经不调

也称月经失调，是一种妇科常见病，表现为月经周期或出血量的异常，或是月经前、经期时的腹痛及全身症状，病因可能是器质性病变或是功能失常。许多全身性疾病如血液病、高血压病、肝病、内分泌病、流产、宫外孕、葡萄胎、生殖道感染、肿瘤（如卵巢肿瘤、子宫肌瘤）等均可引起月经失调。

常见病证及方用

1. 胞宫虚寒证

主证：妇女子宫虚寒，经脉不调，经行腹痛，遇寒加剧，婚后不孕，带下清稀，或白淫，面色萎黄，四肢疼痛，倦怠无力。

治拟：温经暖宫，益气补血。

方用：艾附暖宫丸。

药用：香附（醋制），艾叶，当归（酒洗），黄芪，吴茱萸，川芎，白芍，地黄（酒蒸），肉桂，续断。上为细末醋糊为丸，如梧桐子大。每服6~9g，日服2次。也可改作汤剂，按常规剂量，水煎服。

随症加减：如见寒重者，加附子、细辛；气滞者，加郁金、青皮、桔梗；肾阳不足者，加补骨脂、仙灵脾；气血不足者，加党参、首乌、鸡血藤；血瘀明显者，去熟地黄，加丹参、红花、益母草；痰湿重者，加制半夏、陈皮；崩中漏下者加陈棕炭、炮姜炭。

2. 寒凝血瘀证

主证：月经后期，量少，色暗淡有块，或不孕，月经不调，腹冷痛，四肢不温，关节疼痛，甚则剧痛，舌质暗淡，脉沉迟而涩。

治拟：温经散寒，养血止痛，或佐以祛瘀调经。

方用1：虚寒偏重者用姜附四物汤。

药用：干姜，附子，当归，川芎，熟地黄，白芍。水煎服。

随症加减：如见寒甚，加桂枝、细辛、乌头；瘀甚，加三棱、莪术、乳香、没药；痛甚，加蒲黄、五灵脂、全蝎、蜈蚣；气虚，加党参、黄芪、白术；血虚，加鸡血藤、丹参、阿胶；阳虚，加仙灵脾、仙茅、补骨脂、鹿角片。

方用2：瘀血偏重者用女经丹。

药用：藁本，当归，白芍药，人参，白薇，川芎，牡丹皮，桂心，白芷，白术，茯苓，延胡索，甘草，石脂（赤白皆可），没药，香附（米醋浸3日，略炒）。上为细末，炼蜜为丸，每丸约6 g。每日服1丸，用温酒或白开水送服，再以食物、干果压服。服至49丸为1剂，以月经调准为度；产后每2日服1丸，百日止。

3. 瘀血阻滞证

主证：月经不调，或前或后，或多或少，或逾期不止，或淋漓不止，或小腹冷痛，久不受孕等。

治拟：温经散寒，养血化瘀。

方用：温经汤加减。

药用：桂枝，吴茱萸，川芎，当归，芍药，生姜，丹皮，麦冬，半夏，人参，甘草，阿胶（烊化）。水煎服。

随症加减：如见气虚，重用人参，加黄芪；血虚，加首乌、熟地黄；经少痛经，加桃仁、红花、益母草；腰酸，加杜仲、牛膝、续断；白带多，加煅牡蛎、煅龙骨、乌贼骨、淮山药；气滞，加乌药、香附；寒甚，去丹皮、麦冬，加小茴香、艾叶。

4. 冲任血热证

主证：月经先期量多，或色黑如豆汁，舌红苔黄，脉滑数。

治拟：凉血清热。

方用：四物汤加黄芩黄连汤加减。

药用：生地黄，当归，白芍，川芎，黄芩，川黄连。

随症加减：如见热证明显者，加丹皮、山栀；风热甚者，加荆芥、炒防风、钩藤；湿热甚者，加薏苡仁、茵陈、龙胆草、泽泻；虚热者，加地骨皮、青蒿、白薇；出血过多者，加大黄炭、藕节、地榆、三七。

5. 阴虚血热证

主证：月经先期，色鲜量多，或经行血多如崩。

治拟：凉血固经。

方用：先期汤加减。

药用：生地黄，当归，白芍，黄柏，知母，黄芩，黄连，川芎，阿胶（烊化），艾叶，香附，炙甘草。

随症加减：如见经量多，加仙鹤草、生侧柏叶、生地榆；阴血不足，加女贞子、墨旱莲。

6. 瘀热阻滞证

主证：崩漏色褐，小腹疼痛，舌红苔黄，脉数。

治拟：凉血祛瘀。

方用：清热止血汤加减。

药用：鲜生地，当归炭，生白芍，丹皮，槐花，墨旱莲，仙鹤草，炒蒲黄，大黄炭。

随症加减：如见血热甚，加黄连、黄柏、山栀；血瘀甚，加桃仁、红花、三七；气虚，加太子参、黄芪、白术；腹痛剧烈，加乳香、没药、五灵脂；有炎症，加红藤、败酱草、银花、虎杖；有肿块，加夏枯草、牡蛎、鸡内金。

医案

冯某，女，39 岁

患者自诉：月经紊乱 1 年，阴道不规则流血月余，量多 1 周，挟大血块，经抗炎止血治疗无效。伴腰酸肢软、头晕乏力、小腹隐痛、脉细小无力、舌淡红苔薄，血红蛋白 78 g/L。

证属：肾虚挟瘀。

拟治：宜益气摄血，化瘀固脱治宜。

方用：补中益气汤合温经汤加减。

药用：生黄芪，党参，升麻炭，白术，龟板，生地炭，茜草炭，鹿含草，血见愁，马齿苋，制大黄炭，生甘草，地锦草，柴胡，陈皮，益母草。7剂，水煎服，每日1剂，日服2煎，每次200 ml。

二诊：阴道流血明显减少，头晕乏力好转。

方用：生黄芪，太子参，五味子，龟板，白芍，丹皮，生地黄，桑寄生，白术，枸杞子，菟丝子，甘草。7剂，水煎服，服法同上。

三诊：阴道流血已止，诸证改善。

续用上方月余，此病告愈。

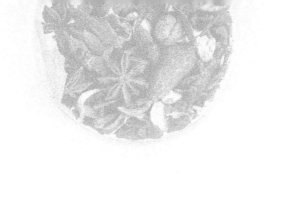

第五章

郭氏中医治疗肾病的特色与特点

郭氏中医治疗肾病的特色
——野生草药

中医治疗肾病采用综合的治疗手法，使很多肾病得以好转或康复，其"简、便、效、廉"的优越性是毋庸置疑的。中医学运用"四诊"，即望、闻、问、切手段诊察疾病，然后采用八纲辨证作出证候诊断，再根据证候选定治拟与方用。并借助化验手段，以了解患者的病情，将有关指标如蛋白尿、血尿、肌酐、尿素氮、血红蛋白等作为疗效判断标准。仅从这一点来说中医治疗肾病是简便的，因而方便于广大的肾病患者，尤其对较为基层及边远地区的平民百姓易于接受，而且实用。再者从临床疗效来看，对于早、中期慢性肾功能衰竭患者，中医治疗效果较好，不仅患者临床症状减轻，而且有关的理化指标也相应改善，从而延长了患者的生命。即使尿毒症晚期患者，在没有条件进行透析的情况下，施用中草药治疗也有较好的效果。

中草药是植物药，最早与食用植物同源，有不少药物既是食物又是药物，直到后来才有一个大致的区分。把以供给营养素为主的具有生理功能的植物（包括根、茎、叶、花和种子）划为食物，把以调节病理变化转为成生理功能为主的植物划为药物，饮食疗法的食物就是两者的中间体。运用中草药治疗肾病，至今为止，尚未发现所用的中草药有什么明显的不良反应。治疗慢性肾炎常用的中草药是以滋阴补肾、益气助阳、活血化瘀、健脾利水、祛风脱敏、清热解毒等功效为主。中药的应用是随症状的变化而加减，不是固守验方不变。因此，一般不会导致用药过量。

中草药还具有双向调节的作用，有对功能低下者可提高，偏盛者可以降低的疗效。如黄芪对血压的影响，既有升压的作用，又有降压的作用，而对正常血压则无任何影响。

中医学的常规治疗有"八法"，即汗、吐、温、泻、清、补、消、和，在治疗肾病中均有使用，临床常见的以温补、清和法较多见。如中医认为肾病以"虚"为本，夹杂"邪"证，治疗时以祛"邪"而扶"正"，拟方时多以清热解毒、利尿消肿兼益气养阴、滋肾健脾等方法。

有些肾病临床上采用中西医结合治疗的效果较好，如肾病综合征、狼疮性肾炎、慢性肾功能衰竭等，单纯用西医治疗，疗效甚微，或病程迁延反复；而单纯用中医治疗，疗效缓慢甚或不能控制。采用中西医结合的方法治疗上述病证，会收到较好的效果，有起到协同加强和补充的作用。

疏导内消汤：
郭氏中医治疗肾病的基础方

　　笔者用郭氏疏导内消汤治疗肾病颇有心得。本方是集郭氏家族祖辈三代治疗肾脏疾病经验的基础方（疏导内消汤基础方在第一届全国特色疗法学术研讨会上获得优秀奖）。基本方用包括：藤梨根、猪耳枫、地公、落地蜂、山萝卜、孩儿参、剑兰、小芦根、消饭花、紫花草、羊角风等。全方既有健脾利湿和胃降逆之功，又有清热解毒、活血化瘀之力。既能降血压、降血脂，又具有增进功能、抵御外邪的能力。正因为本方一药多用，君、臣、佐、使分工明确，而又相互协调，共同作用，肺、脾、肾三脏各有所依。诸药合参达到了共收其效的目的。因此，本方实用性强，适应性广，为多种肾病所使用，不失为一张良方。

　　从湿而治，超常规剂量是郭氏疏导内消汤的特点。它取材于山间、田头、村前屋后的野生草药，因其野生，草药药性强，作用迅速，易于把握，故疗效确切。其主药的药理作用是行气降浊、辟秽解毒、去瘀生新。其方解如下：

　　【藤梨根】利尿解毒，健脾和胃，又具化湿散结之功。

　　【猪耳枫】祛风胜湿，解痉透表，发汗利水，既搜祛内风，又解表疏透肌肤，致肌腠脏腑融汇于一体。配合鹿衔草、石剑利尿消肿，活血化瘀，作用尤为明显，起疏导内消之作用。

　　【地公】清热解毒，软坚散结，和胃健脾，治内外之邪，又调和药味，减轻药物对肠道的刺激。

　　【落地蜂】健脾固摄，强筋壮骨，温肾助阳，清肠止遗。

【剑兰】利水通淋，清热泄浊，宣肺止咳，固肾治本。

【消饭花】养阴生津，健脾豁痰，祛瘀利水，清骨蒸热。

【紫花草】既治肾病，又治肝病；既降血糖，又降血脂。

【羊角风】利水消肿治湿热，清热解毒杀真菌。

【绿皮根】强筋骨，补肝肾，祛风湿，治痹痛。

【山萝卜】逐水消肿，通利二便，解毒散结，治疗湿浊壅盛致腹胀，为治便闭、逐水之要药。

【龙梗】清热解毒，利水消肿。善治皮肤湿疹瘙痒，咽喉肿痛，小便不利，水肿淋浊等。

【过冬青】清热解毒，利水凉血。善治咽喉肿痛，肾炎水肿，小便不利，腹水，咯血，尿血，崩漏，血小板减少性紫癜等。

【四季菜】凉血祛风，清热利湿。善治吐血，尿血，衄血，血崩，头风眩晕，尿路感染，乳糜尿，湿热痹痛等。

【老不大】止咳化痰，活血止血，利尿解毒。善治急慢性肾炎，月经不调，肝炎，痢疾，肺结核等。

【白汁草】清热解毒，散瘀排脓。善治阑尾炎，肺脓疡，肝炎，泻痢，宫颈炎，盆腔炎等下焦湿热之症。

在开方选药的过程中，笔者发现，很多人对尿毒症使用"山萝卜"十分畏惧，认为其通泻作用过于峻烈，有伤正气之虞，其实此药的治疗作用较为明显而用之不足为过。尿毒症病患，很多为湿热积聚，又肺阴不足，阴虚生内热，致肠道积滞，大便秘结，显然要用通利二便的药物。又肾开窍于二阴，尿路未能将浊毒及时排出体外，由络入腑至肠道积聚，运用"山萝卜"的通利作用速将浊毒排出体外，症状即予缓解。在临床实践中"山萝卜"能兴奋血管运动中枢，使肾区血流量增加而利尿，致肾小球毛细血管扩张加速血液循环，从而改善了肾功能，提高了肌酐、尿素氮等代谢物的排泄。因人而异掌握剂量，"山萝卜"不失为治疗本病的一味上佳之品。

总之，笔者在临床实践中体会到从湿而治尿毒症是确切的，它是治疗本病的方向，结合患者临床出现的一些病证配伍用药，往往能收到满意的效果。这里需要指出的是，临床应用时，郭氏疏导内消汤基础方须随症加减，切莫拘泥照搬。

医案

沈某，女，58 岁

患者经某三甲医院确诊为慢性肾功能衰竭，尿毒症期，并令其血透治疗。因患者相信中医，并经人介绍来我处治疗。随身携带上海医院的检查报告及相关资料。检查报告显示：血肌酐 772 μmol/L，血尿素氮 30.32 mmol/L，血尿酸 620 μmol/L，血红蛋白 80 g/L，血压 180/105 mmHg；尿常规：蛋白（++），隐血（+++），红细胞 3 个 /HP。患者颜面虚浮，双下肢凹陷性水肿，腹胀少尿，尿量 600~750 ml/24 h。患者自感胸闷乏力，泛泛欲呕，纳少便溏，心悸气促，舌淡，苔滑，脉沉细数，一派尿毒症危候。

证属：水肿溺毒，虚劳癃闭之候。

方用：郭氏疏导内消汤加减。

随症加减：藤梨根，地公，龙梗，云雀根，白汁草，杠板归，过冬青，老不大，胆南星，野茄，羊角风，姜竹茹，干姜。配方 15 剂，水煎服。

二诊时：患者已无呕吐之感，腹胀水肿消除大半。上方加川芎、马鞭草、丹参，继服 15 剂。

三诊时：1 个月后，患者感觉自身轻松了许多，水肿腹胀已全部消除。检查：血肌酐 480 μmol/L，血尿素氮 10.2 mmol/L，血尿酸 445 μmol/L，血红蛋白 96 g/L，尿检蛋白（+），隐血（+）。

继用上方 1 个月，患者已无任何不适。经检查，血肌酐 220 μmol/L，血尿素氮 8.8 mmol/L，尿检蛋白（±），隐血（±），血红蛋白升至 110 g/L，血压 130/85 mmHg。

后继续巩固治疗，至半年后，血检及尿检均为阴性，迄今未见再发。

杨某，女，37岁

因患红斑狼疮10余年，久治不愈累及肾脏，同时伴肝脏轻度损害（轻度肝硬化），发作时往往伴肺部感染。初诊时患者面部蝶形红斑隐隐且萎黄无华，腹胀如鼓，眼睑肢体水肿，时有呕恶，嗳腐吞酸，大便瘀结，小便赤热，舌质红，苔薄黄，脉弦细。血栓：肌酐470 μmol/L，尿血素氮21 mmol/L，抗核抗体多项指标阳性，血沉90 mm/h，A/G=1.0。

证属：肾阴亏虚，溺毒壅盛。

方用：郭氏疏导内消汤加减。

随症加减：鱼腥草，杠板归，龙梗，地公，平地木，黄毛儿草，茯苓，泽泻，姜半夏，姜竹茹，云雀根，白汁草，马鞭草，干姜，大枣。

配方15剂，水煎服。每日1剂，日服2煎，每次180 ml。

二诊：腹胀消退，红斑隐落，小便清利畅通，无呕吐之感，自觉症状减轻。上方加白茅根，羊角风。

三诊：1个月后，腹胀已全部消除。上方加炙黄芪，白术，党参，甘草，大枣。

服药数月后经2年治疗痊愈。

透析患者的中医治疗特色

对于肾功能衰竭、尿毒症患者，透析不失为一种治疗手段，它极大地缓解了患者所出现的各种不适症状，无论是血透、腹透都是如此。但是，透析往往是终身的，在长期透析过程中，总会出现许许多多令患者无法克服的问题。如：在血透过程中的痛苦，腹透过程中感染的问题，整个透析进程中仍需大量药物的控制，以及透析过程中和透析后种种不适宜的症状，还有无穷的痛苦。长期透析的经济问题及时间和家庭问题等，在一个相当长的时期内集中暴发出来。因此，透析患者所出现的大量的而患者自身又无法克服的问题，仍是医生需要着力解决的问题。

作为一名临床从医数十年的肾病中医师，本人以为许多透析患者利用中医中草药进行配合治疗，会给患者带来意想不到的好处。例如：患者长期透析且禁止饮水，数月后即可告少尿或无尿，这令患者十分痛苦，皮肤焦灼瘙痒，口渴而不能饮水，活像到了"上甘岭"，而中医完全可以解决这个问题。许多中药生津止渴而利尿，完全没有水湿潴留之虞。又如：长期血透，患者总感觉头身困重，乏力嗜睡，其实是患者长期血透导致的血红蛋白损失所致。中药利用养血补血法，很快解决了这个问题。再如：腹透患者很容易引起感染，特别是到了夏天，更容易引起感染，而中医中草药能控制这类感染甚至胜过抗生素……更有甚者，有些透析患者通过中医中草药调治，降低了血透频率，由原来的每周三次改为两次或者一次。当然也不乏有经中医中草药治疗，从此不再血透的患者。

当然，事物总是一分为二的，有些血透患者由于数年的透析治疗，其残存的肾功能已丧失殆尽。当内生肌酐清除率小于5%的情况下，中医中草药对他来说已几近无效，这确是一件憾事。

肝肾同源　肝肾同养　肝肾同治

　　"肝肾同源"理论源于《内经》，五脏相关的理论之一，是指肝肾的结构和功能虽然有差异，但其起源是相同的，它们都是源于精血。肝藏血，肾藏精，精血相生，肾精充足肝血就可以得到滋养；肝血充盈，使血能化精，肾精才能充满。也就是说血的化生有赖于肾中精气的气化，肾中精气的充盛也赖于血的滋养。所以又称"精血同源"。

　　人的一生当中，人体器官损耗最大的是肝，所以我们一定要保肝。保肝，靠谁给肝供应营养？那就要靠肾。要想肝源源不断地为我们的后天提供保障，就必须让肾功能正常，也就是让肾经的气血周流通畅。

　　中医学认为，人老肾先衰，肾衰则累及肝。二者相生容养，充和脏腑。也就是说，肝肾之间盛则同盛，衰则同衰。所以，肝、肾的衰老过程就是人体脏腑衰老的开始，其具体过程为：肾衰—肝衰—心衰—脾衰—肺衰—肾衰……循环影响，衰极而终。因此，延缓衰老应从改善脏腑的健康状态入手，而脏腑之根本就是肝肾，所以说肝肾同补、滋水涵木是延缓衰老的根本所在。

　　中医学还认为，肝病既可以损及肾脏，肾病亦可以加重肝病。凡影响到肝、肾两个脏器的疾病，均称为肝肾综合征。肝和肾均内寄相火，相火源于命门。临床上肝或肾不足，常是肝肾同治，或采用滋水涵木，或补肝养肾的方法，就是根据这一理论而产生的。治疗肝肾综合征的关键在于肝病重于肾病，还是肾病重于肝病，从证而治，符合"急则治其标，缓则治其本"的治则。

　　因此，补肾也好，养肝护肝也罢，头痛医头、脚痛医脚是解决不了根本问题的。从全局入手，肝肾同养，肝肾同治才是正确的养生和治病之道。

肾病释疑

感冒会诱发肾病吗？

感冒是触冒风邪，邪犯卫表所致的外感疾病。临床表现以鼻塞、流涕、喷嚏、咳嗽、头痛、恶寒发热、全身不适为特征。

本病四季皆有，尤以冬春两季为多。因冬春气候多变，风为春季主气，六淫之首，善行而数变，极易伤人；寒为冬季主气，冬天朔风凛冽，风寒相合，更易伤人。由于感冒受邪气不同，病情轻重有异。轻者多为感受当令之气，一般通称为伤风；重者多为感受非时之邪，称之重伤风。如感受时行病毒，有较强的传染性，并可引起广泛流行者，称为时行感冒，现代医学称其为流行性感冒；而伤风、重伤风称普通感冒。因此感冒分为两类，即普通感冒与时行感冒。其区别在于：普通感冒病情较轻，全身症状不重，少有传变，在气候变化时发病率可以升高，但无明显的流行特点。时行感冒较重，发病急，全身症状显著，可以发生转变，化热入里，继发或合并它病，具有广泛的传染性和流行性。

普通感冒一般不直接导致肾病，但间接地诱发肾病在临床上也较多见，尤其原本有肾疾病患者，感冒后可加重病情。而时行感冒（即流行性感冒）流行时一些患者出现血尿及蛋白尿，重者可以发生进行性肾功能损害，甚至尿毒症。有报告显示流行性感冒后可出现肾炎肺出血，临床称之为肺出血肾炎综合征。由流行性感冒引起的肾炎患者血中可检测到流感病毒，而这些病毒侵袭了肾脏导致了肾病的发生。约94%的患者以咳嗽、咯血为最早症状。在整个病程中发生咯血者占98%，咯血程度可从大量持续性咯血到轻度痰中带血。呼吸困难者约占69%，约90%的病例有明显的贫血倾向。

因此，人们在日常生活中应对感冒引起足够的重视，以避免诱发肾病。

妊娠会加重肾损害吗？

由于妊娠期的生理变化，可诱发、加重肾脏病变，对母体与胎儿均可产生不良影响，应予以充分关注。怀孕后容易并发的肾脏疾病有：

1. 急性肾盂肾炎：孕妇无症状菌尿的发生率可达 10%，如不治疗，约 20%~40%发展成急性肾盂肾炎，严重者导致流产或早产。

2. 急性肾小球肾炎：孕妇发生急性肾小球肾炎者极为罕见，妊娠 20~24 周之后发生的急性肾炎与先兆子痫很难鉴别，只有凭肾活检诊断。急性肾炎时易发生早产、流产或死胎。

3. 妊娠诱发肾病综合征：主要是先兆子痫诱发肾病综合征，即在妊娠 24 周后出现大量蛋白尿、低白蛋血症、高血压、高度水肿。它是由于妊娠诱发高血压引起的大量蛋白尿的后果。胎儿死亡率较高。

4. 急性肾功能衰竭：在妊娠早、中期常由于败血性流产及妊娠剧吐所致；后期常由先兆子痫、子痫、胎盘早期剥离、羊水栓塞及大出血等所引起。严重病例应早期做预防性透析，否则死亡率很高。

在妊娠前已有慢性肾炎，妊娠后病情易恶化。一般来讲：① 急性肾炎已痊愈，1 年以上无复发；② 隐匿性肾炎或无症状蛋白尿和（或）血尿经两年观察，病情稳定，肾功能正常者；③ 肌酐清除率 ≥ 80 ml/min，而无高血压者应可以妊娠。而慢性肾炎患者，如妊娠早期仅有蛋白尿而无症状，且 50%并发先兆子痫，死胎率可达 45%；如在妊娠早期已有高血压、蛋白尿及水肿，应中止妊娠。

肾病综合征肾功能正常者，多数顺利分娩。慢性肾炎伴肾功能不全者，妊娠早期血清肌酐 ≥ 177 μmol/L，尿素氮 ≥ 8.9 mmol/L，伴血压高者，约 75%可发生先兆子痫，应终止妊娠。如果妊娠已至中晚期，应考虑在 34 周左右引产，此后引产危险性明显增加。

肾病患者应慎用、禁用哪些中西药？

近年来，国内外医学界在临床实践中发现了一些对肾脏有毒性甚至诱发肾衰竭的药物。肾病患者在用药时要注意以下几点：

● 慎用中药偏方及禁用不知内容的中药制剂。

● 禁用含以下草药的中药汤剂：关木通、马兜铃、防己、甘遂、巴豆。

● 禁用具有肾损伤作用的解热镇痛剂：各种止痛片、扑热息痛、布洛芬、阿司匹林（消炎痛）等。

● 慎用康泰克、速效感冒胶囊、感冒通等感冒药。

● 禁用具有肾毒性的抗生素：① 氨基苷类如庆大霉素、卡那霉素、丁胺卡那霉素；② 多肽类：黏菌素、多黏菌素 B、杆菌肽；③ 磺胺类：磺胺嘧啶、磺胺灭脓、复方新诺明等；④ 万古霉素。

● 慎用抗菌药物尤其是：① 半合成青霉素如氨苄西林、甲氧西林（新青霉素 I）、梭苄西林及其复合制剂；② 头孢菌素（先锋霉素）：头孢噻啶（先锋霉素 II）、头孢唑林（先锋霉素 V）、头孢噻吩（先锋霉素 I）、头孢氨苄（先锋霉素 IV）；③ 利福平等。如以往有过敏现象，则禁止使用这些药物。

● 避免静脉输注各类氨基酸。

● 不要使用血浆代用品（人造血浆）。

● 避免接触重金属如汞、锂、镉、铀及金制剂。

● 其他制剂如西咪替丁、雷尼替丁、别嘌醇、甘露醇等应慎用。

肾病治疗过程中何时开始撤除激素？

糖皮质激素又称为肾上腺皮质激素，系由肾上腺皮质分泌的一种内分泌激素。如临床上较常用的泼尼松、地塞米松、甲泼尼龙（甲基强的松龙）等。对治疗原发性肾病综合征 I 型疗效肯定，主要认为与其免疫抑制作用、抗炎作用有关。

由于激素的不良反应很多，因此不少患者很害怕用药，也有的因服用激素时产生的不良反应而擅自撤减，如此所为不仅使治疗半途而废，而且更会造成许多不良后果。

激素的不良反应临床上表现最多的为类库欣综合征，表现为糖类、脂肪、蛋白质代谢失调及水钠潴留等多系统的功能紊乱。常见的症状为：满月脸、向心性肥胖、体重增加、皮肤痤疮、多毛及高血压、肌肉萎缩、骨质疏松，并可诱发或加重感染等。部分患者由于平时大剂量地使用激素可出现欣快、激动、失眠等精神症状。也有胃肠道的疾患如上消化道出血等和生长发育障碍，无菌性股骨头坏死等。

中医学将激素看作为"纯阳"之物，并认为上述的不良反应是阴虚内热，夹湿浊、瘀血所致。患者表现为阴虚阳亢的以红脸型为特征；而在激素的撤减过程中，则表现为阳虚，以白脸型为特征。从辨证的观点看，撤减激素的过程是从阴虚证向阳虚证转化的过程。因此，它可以有阴虚证、气阴两虚证，阳虚证，也可有湿浊热毒证，并不是一个固定的模式，而是一个动态变化的过程。因此，在撤减激素时中医学治疗也应灵活变通，不可拘泥于一法一方。

根据中医学"阴阳消长转化"的原则，对肾阳虚的肾病患者，在开始用泼尼松（强的松）时，为防止"阳盛耗阴"，也辅以中药（滋阴药为主），有助于激素减量，进而撤掉激素，提高治愈率，减少复发率。

尿常规检查应注意什么？

要用清洁玻璃容器，留取新鲜尿液100 ml左右。成年女性留取尿液时，应避开月经期，阴道分泌物亦常混入尿中，故应先冲洗外阴，必要时要用红汞或1/1 000新洁尔灭溶液浸湿的棉球消毒尿道口。对于门诊患者通常于来医院后留尿，这种尿如有异常，最好下次同时留取晨起后第一次尿带来检查，这样既可与体位性蛋白尿及游走肾等所致尿异常进行鉴别，又可对肾炎患者安静时与运动负荷后的尿所见进行对比。

另外，晨起时尿比较浓缩，如测尿相对密度（比重）（尽可能测渗透压）亦可大致了解尿的浓缩力。而且起床时尿沉渣成分多，尿路感染存在时，膀胱内细菌充分繁殖时亦适宜镜检，容易发现异常，结果更准确。留尿后必须2 h以内带来检查。

肾炎患者尿常规检查重点在哪些指标？

尿常规检查包括尿 pH 值、尿蛋白、尿糖、尿潜血、尿酮体以及沉渣中有无红、白细胞及管型等。

正常尿色呈淡黄色，在生理状态下尿色的深浅与尿量、尿 pH 值，进食某些食物或药物等有关。大量饮水则尿量增加，尿色浅或无色；饮水少、出汗多使尿浓缩，尿色深黄呈浓茶样；酸性尿色深，碱性尿色浅；进食胡萝卜、维生素 B_2、痢特灵等，使尿呈深黄或橙黄色。正常人尿中排出的蛋白一般为每日 40~80 mg，不超过 150 mg。常规尿检查蛋白定性为阴性。空腹时尿糖及酮体均阴性。正常人尿液中无红细胞，或偶有微量红细胞（每高倍视野 0~2 个）。白细胞数不应超过 3~5 个 / 高倍视野。正常情况下尿中无管型或有少许透明管型。

尿中出现免疫球蛋白及血清补体 C_3 说明什么？

免疫球蛋白是一组具有抗体活性的蛋白质，存在于丙种球蛋白中，即免疫球蛋白 G、免疫球蛋白 A、免疫球蛋白 M、免疫球蛋白 D 和免疫球蛋白 E，临床上主要测定前三种。正常情况下，这些抗体对人的组织不发生作用，只有在病理情况下，人的正常组织发生改变，形成了抗原性，则机体就产生了相应的抗体与之结合。

正常情况下肾小球基膜上皮细胞为精细的滤器，只能滤出相对分子质量小于 6 万，半径小于 3.5 nm 的蛋白质。免疫球蛋白 IgG 相对分子质量为 16 万，IgA 为 17 万，IgM 为 19 万，因此尿中不出现这些球蛋白。当肾小球疾病使肾小球毛细血管壁增厚、变形、断裂、结构破坏，则尿内可以出现这些球蛋白。并以其相对分子质量大小判断肾小球疾病损害的程度，以及与肾小管疾病的鉴别。

血清补体以 C 表示，为一组血清蛋白，共有 9 种成分（C_1~C_9），约占血清总蛋白的 10%。补体的各种成分含量差很大，C_3 的含量居首位，它是补体激活的途径中心，正常值为 500~1 500 mg/L。

C_3 增多和减少与总补体活性基本相符，但更为敏感。70%~80%

的急性肾小球肾炎、狼疮性肾炎患者血清补体 C_3 含量减少。微小病变型肾病及肾小球疾病时尿内补体 C_3 成分及 IgM 均为阴性，而尿补体 C_3 阳性则应考虑为膜型、膜增殖型、局灶硬化型肾小球疾病。肾病综合征时尿补体 C_3 成分为阴性常为 I 型，而肾病综合征 II 型者尿补体 C_3 多为阳性。尿内 IgM 的出现提示肾小球基膜损害严重，预后不良。一般而言，C_3 肾病患者病情缓解后可恢复正常，故补体 C_3 的测定不仅有助于诊断，还可以观察疗效和监测预后。

在什么情况下可以认定肾功能不全?

1. 可通过肾功能不全常见症状的出现来判断

慢性肾功能不全最常见的症状是消化系统症状，食欲减退、恶心、呕吐常最早出现。晚期患者几乎都会出现。且可出现口腔炎、口腔黏膜溃疡、胃及肠道溃疡、消化道出血等。

其次，贫血也是慢性肾功能不全最常见症状之一。一般在肾小球滤过率下降 50% 左右可出现贫血，但多较轻微，而当肾小球滤过率小于 25% 时贫血逐渐显著。慢性肾功能不全者对贫血耐受能力很强，即使贫血已很严重，却无明显气促、胸闷等症状，因而常不引起注意。鼻出血、齿龈出血、皮肤黏膜出血亦提示肾功能进行性损害，应高度警惕。

2. 可通过实验室检查来判断

观察肾功能的指标主要有：血肌酐、血尿素氮、内生肌酐清除率、红细胞数和血红蛋白、尿相对密度（比重）、尿酚红排泄试验、尿渗透压、肾图等。

其中以血肌酐、内生肌酐清除率最为重要。两者的指标主要反映肾小球的滤过功能。而尿酚红排泄试验、尿比重、尿渗透压是检查肾小管功能的主要指标，可直接反映肾脏的浓缩功能。

在肾功能不全期时，肾功能水平降至 50% 以下，血肌酐水平上升至 177 μmol/L（2 mg/dl）以上，血尿素氮水平升高，大于 7.1 mmol/L（20 mg/dl），患者有乏力，食欲不振，夜尿多，轻度贫血等症状。

肾功能衰竭期时，当内生肌酐清除率下降到 25 ml/min 以下，水平高于 17.9~21.4 mmol/L（50~60 mg/dl），血肌酐升至 442 mmol/L（5 mg/dl）以上，患者出现贫血，血磷水平上升，血钙下降，代谢性酸中毒，水、电解质紊乱等。

怎样避免肾盂肾炎反复发作？

肾盂肾炎为泌尿道系统的多发病、常见病。若急性肾盂肾炎反复发作，可成为慢性肾盂肾炎，慢性肾盂肾炎日久可发展成为肾功能衰竭。

因此，避免肾盂肾炎反复发作，有相当重要的意义。为避免肾盂肾炎反复发作，可注意以下几点：

若患了急性肾盂肾炎，要一次彻底治愈，用抗生素的疗程不宜太长，一般 10~14 日治宜。本疗程结束后，菌尿的阴转率可达 90% 左右。若菌尿持续，可做药敏试验，换用另一种抗生素，用药 4 周。停药后第二、第四、第六周应复查尿培养，以观察有无复发。因再复发时，常无明显症状。应定期检查，以便及时治疗。

若患了慢性肾盂肾炎，要采取长期的抑制疗法，至少半年至一年，以防止肾组织的进行性破坏。而且要排除引起复发的因素，如尿路梗阻、留置导尿、器械检查、先天发育异常等。

预防再感染。平素要多锻炼身体，增强体质，提高机体的抗病能力。消除炎性病灶，如前列腺炎、尿道炎、盆腔炎、宫颈炎等。要及时治疗，以防肾盂肾炎发生。女性再发与性生活有关者，应在性生活后排尿，并内服一次氧氟沙星。怀孕期及月经期更应注意外阴清洁，多饮水，勤排尿。

另外，不能忽视的是，肾盂肾炎用中医中药治疗，往往可以收到意想不到的效果。

贫血的标准是什么？什么是肾性贫血？

贫血是指单位容积循环血液内的血红蛋白量、红细胞数和血细胞比容低于正常的病理状态。这些指标的正常值范围因地区、民族和性别等的不同而略有差异。成年男性，血红蛋白浓度低于 120 g/L，红细胞数低于 4×10^{12}/L，或血细胞比容低于 0.40；成年女性血红蛋白浓度低于 105 g/L，

红细胞数低于 3.5×10^{12}/L 或血细胞比容低于 0.35 者，可视为贫血。12 岁以下儿童比成年男子正常值略低，最多可允许降低 15% 左右。两性无明显差异。

人体肾脏具有分泌和排泄功能，肾脏可将体内的代谢废物和毒素以尿液形式排出体外，同时也具有分泌促红细胞生成素等激素功能。由于各种病理损伤原因导致肾脏损伤，从而导致肾脏对促红细胞生成素的分泌不足，或者导致体内代谢产生的毒素物质不能正常排出体外，而使得慢性肾病患者体内的毒素物质干扰红细胞的生成和代谢，由此而引发肾性贫血。

肾性贫血是慢性肾功能衰竭患者的显著症状，它与肾功能损害的程度呈正相关性。肾性贫血的发生机制是因为红细胞生成减少、破坏增多，且有出血现象等综合因素所致。贫血一般为正常红细胞正常血红蛋白型，严重贫血时血红蛋白可下降至 20~30 g/L；周围血象白细胞计数一般正常，骨髓象常示增生欠活跃。肾实质损害时，肾脏产生的促红细胞生成素减少，同时由于肾功能衰竭时毒素对骨髓的影响，均使骨髓促红细胞生成这一关键环节受到抑制，因而促红细胞生成减少，这一因素在肾性贫血的形成中是最重要的。红细胞的寿命因受潴留的代谢产物的影响而缩短。肾功能衰竭时凝血功能障碍，患者常有出血倾向，如鼻出血、牙龈出血、胃肠道出血、月经过多等，失血使贫血加重。

什么是血尿，镜下血尿与肉眼血尿有何区别？

正常人的尿液没有红细胞，而剧烈运动或久立后则尿液中可以出现一过性红细胞轻度增多。如尿液中经常发现红细胞，尿沉渣镜检，每高倍视野有 3 个以上的红细胞，称为血尿。引起血尿的原因很多，有泌尿系统疾病、全身性疾病、尿路邻近组织疾病和其他特发性血尿。其中以各类原发性肾小球疾病、继发性肾小球疾病以及泌尿系统炎症及结石为多次，成年男子和绝经后女性无症状而出现镜下血尿为 0.5%~12.5%，可能由恶性肿瘤、结核等疾病引起。

根据血尿的来源不同，可将血尿分为初期血尿、终末血尿、全程血尿。具体方法是进行尿三杯试验。取3个洁净的玻璃杯，患者每次排尿时，分为前、中、后3段排尿，分别排入3个玻璃杯中，若第1杯中为血尿，其余2杯正常则为初血尿，提示尿液中血来自尿道；若第1、第2杯中无血尿，仅第3杯有血尿，称为终末血尿，提示病变在后尿道、前列腺、膀胱颈和三角区；如三杯中均有血尿，称为全程血尿，提示病变在肾脏、输尿管，或为膀胱内弥漫出血。由此可见，血尿产生原因除与肾炎有关外，泌尿系统其他疾病，某些全身性疾病亦可产生血尿，必要时可进行X线、B超、CT等检查，以明确血尿来源，有利于治疗。

根据血尿的观察方式，凡肉眼所见尿呈洗肉水样或血色（尿中含血量 >1 ml/L），称肉眼血尿；凡在显微镜下见红细胞增多而尿色正常则称镜下血尿。肉眼血尿产生的原因很多，有时可由一次泌尿系统的急性炎症所引起。但镜下血尿很可能隐藏着更严重的疾病，如肾功能异常或泌尿系统肿瘤等。因此，一旦出现镜下血尿应进一步查明病因，以免耽误病情。

无症状的肾病怎么会演变成肾功能衰竭？

临床上慢性肾炎患者病症轻重不一，轻者可无任何自觉症状，重者可以丧失生活能力，直至危及生命。许多慢性肾病患者原先就有多种肾关联性疾病，而这些疾病往往无重症表现，因此，有些患者仅仅是休息一段时间或治疗一二个疗程后就不了了之。可怕的是在不知不觉中把自己的生命推向了边缘，有的甚至到了不可逆转的境地。笔者之说并非危言耸听，因在临床上这种事例实在是屡见不鲜。不少患者因此而不能长期工作，给自己、给家庭造成极大的痛苦，给社会带来了一定的负担。

因此，早期发现、早期治疗是防治疾病向纵深发展的有效措施。早期发现可根据患者的临床表现，如见血压升高、水肿、血尿时，作一次简单的尿常规化验，一旦确诊，对症施治。这样才能截断病程，争取早日痊愈。当然治疗本病的过程中要有长期的思想准备。慢性肾炎是一种迁延性、反复性极强的顽固性疾病，因此除了长时间的治疗外，患者自己的精神情绪必须保持乐观，这样才有利于对疾病的医治。不要因为需较长时间的治疗就背上沉重的思想包袱，甚至悲观失望，消极的思想不利于疾病的康复。家属应该鼓励患者树立战胜疾病的信心，同时应积极做好护理工作；患者在树立信心后，还应积极配合治疗。

尿路结石为什么是肾病？

尿路结石又称尿石症，是指在泌尿系统中（包括肾盂肾盏、输尿管、膀胱、尿道等处）有尿石形成和滞留。是一种人体病理性矿化疾病，其发生与地理、气候、水源、遗传及生活习惯、社会环境等因素有关。尿路结石好发于 20~50 岁，男女之比约为 3:1。一般说来，泌尿系统在任何部位的结石可始发于肾，输尿管结石几乎全部来自肾脏，但临床上上尿路结石和下尿路结石的发病情况尚有一定差别。肾结石发病多在青壮年，左右两侧发病相似，双侧者占 10%。原发性输尿管结石少见，可因输尿管狭窄、囊肿、憩室、畸形或输尿管周围粘连等引起。结石成分同肾结石，但其外形呈枣核或椭圆形，输尿管结石停留的部位以下 1/3 段最多，并易引起结石以上部位的输尿管扩张和肾积水。膀胱结石主要发生于男性，女性仅占 2% 左右。结石可分为原发性和继发性两类，原发性膀胱结石多由于营养不良引起，以一些贫困偏远地区为多见；继发性膀胱结石，继发于老年人的前列腺增生、尿道狭窄、膀胱憩室等。尿道结石多来自其上段的泌尿系统，特别是膀胱，也可发生在尿道憩室内。在男性，结石容易嵌顿在前列腺尿道、尿道舟状窝或外尿道口。

尿路结石的临床表现，取决于结石的大小、部位、引起梗阻的程度以及有无继发感染等。如结石处于"静止"状态，又无梗阻或继发感染，可长期无症状。但大多数患者可有不同程度的临床症状，主要表现为疼痛和血尿。肾和输尿管结石的疼痛部位位于腰腹部，呈钝痛或隐痛，严重者可出现"肾绞痛"，患者表现为突然发生的腰腹部剧烈疼痛，并可向同侧腹股沟、睾丸或大阴唇等处放射。输尿管下段的结石疼痛发作时，可伴有尿频、尿急、尿痛等症状。

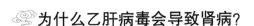 为什么乙肝病毒会导致肾病？

如果乙型肝炎病毒直接或间接地侵入人体，或人体长期处在潜在的乙型肝炎病毒的慢性感染之中，导致人体内肝炎病毒抗原与相关抗体持续反应，产生大量的乙型肝炎病毒表面抗原（HBsAg）免疫复合物沉积并吸附在肾小球内，诱发肾小球肾炎。

自1971年第一次报道1例乙型肝炎病毒（HBV）相关性膜性肾病后，乙型肝炎病毒相关性肾炎在世界各地已有大量病例报道。特别是乙型肝炎病毒与膜性肾病之间的关系最为密切，可出现于各年龄段，从2岁的儿童到成人，仍以儿童多发，以男性为主，男女性别有明显的差异。肾炎的发现时间与急性肝炎病史之间的间隙长短不一，有些病例是在查出肾炎的同时才注意到慢型乙型肝炎的存在，或只是一个隐匿的带病毒者。

乙型肝炎病毒抗原常见为乙型肝炎表面抗原、核心抗原（HBcAg）、e抗原和DNA多聚酶。四者均能与相应抗体形成免疫复合物，吸附沉着在肾小球内而引起肾炎。

乙型肝炎病毒相关性肾炎的诊断依据如下：

● 具有血尿、蛋白尿、水肿等肾炎或肾病的临床表现；

● 血清多次检测为阳性；

● 临床表现与一般肾炎不同，具有不典型、多样、多变等特点，分型困难；

● 除少数急性病例外，大多数起病隐匿，病程迁延，对皮质激素不敏感；

● 一般无肝炎症状，但血清谷丙转氨酶升高。

中医学中的肾病患者的护理要点有哪些？

肾脏疾病患者的护理，应根据其不同的症证、不同的情志和生活方式，参考季节气候、寒暑变化、病员体质等给予不同的护理，以调理阴阳、保养精气。合理的护理措施，可促使疾病尽快痊愈。

肾脏疾病的护理包括：居室环境、起居、情志、饮食等。

1. 居室环境

居室应根据患者体质和证型，作相应的设置，力求舒适、安全、实用。对脾肾阳虚者，居室设置宜温暖；对肝肾阴虚而见五心烦热、午后潮热者，居室设置宜清爽淡雅；对危重患者，居室设置宜整洁安静，物品摆放应简单实用。

要保持空气新鲜，定时通风换气，消除秽气，并根据四时节气区别对待。夏日气候炎热，门窗应常开，保持空气流通；冬季和早晨，寒气袭人，可在早晨短时间开窗通风，以适当保持室内温度。

温度、湿度要适宜，温度一般在18℃~20℃。若属脾肾阳虚者，可适当增加室内温度，以助阳气恢复；若属阴虚者，可适当降低室内温度，以利于烦躁情绪的控制。湿度则以55%~60%治宜。

光线宜充足、明亮。有利于患者心情舒畅，有助于家人及时发现患者病情的变化和做好夜间治疗。

要保持清洁卫生，定期做空气消毒。注意预防流感，减少使肾病复发和恶化的诱因。

要保持安静，有利于患者情绪稳定，身心舒畅，睡眠充足。

2. 起居护理

肾病患者多正气虚损，抵御能力低下，易受邪毒染，故要注意个人卫生。宜勤洗手，定期沐浴，保持皮肤清洁，以预防皮肤疮疡的发生。对绝对卧床及二便失禁的患者，要及时更换床单、衣裤，防止水湿浸渍、二便浸染而损伤皮肤。

无论是在急性期，还是在慢性期，高度水肿者均应卧床休息。长期卧床者，由于局部受压，气血运行受阻而瘀滞，应适时变换体位，减轻局部长期受压，以免局部气血运行阻滞而发疮疡。

3. 情志护理

中医学认为"恐则气下""恐伤肾"，肾病患者容易因家庭、经济、工作、人际关系等外在因素影响，导致喜、怒、悲、忧、恐等情志改变，影响肾之气化功能，加剧脏腑功能失调，气血运行失常，引起病情反复或加重。患者应正确对待，尽可能排除各种干扰因素，保持情绪稳定，以期早日病愈。

4. 饮食护理

肾病患者的饮食要合理、有节制，做到定时定量。要冷热适宜，不可冷热失度。宜五味不偏，要精心调配。食物的性味必须与疾病的性质相适宜，根据肾脏疾病的证候，本着"寒者热之""热者寒之""虚则补之""实则泄之"的原理，选择与证候相对应的食物。

5. 给药护理

肾脏疾病患者的给药方法和药后护理，应辨证实施。要根据药物的性味、功能选择煎药用具、煎煮方法及服药方法，方能取得更好的疗效。如证属风热者，药宜温服；属风寒者，药宜热饮等等。

6. 卫生护理

晨起要整理清扫床铺，保持床单干净、柔软；要定期修剪指（趾）甲；定期用温水擦浴，以减轻尿毒素对皮肤的刺激；注意口腔卫生，认真观察口内、咽部的病情，口腔糜烂的程度、溃烂的部位，齿衄的轻重，以辨证施护。

肾病的食疗原则是什么？

食疗是中医药学中的重要组成部分。中医学历来认为药食同源，认为食物和药物之间本没有绝对的界限。我国最早的的药学专著《神农本草经》中列为上品的药物大多是日常食物，比如：大米、大枣、杏仁、芝麻、莲子等。

和中药一样，食物也有"四性五味"。四性又称四气，即寒和热、温和凉。寒、凉的食物能起到清火、泻火和解毒的作用；热和温的食物能起到温中除寒的作用。五味即酸、苦、甘、辛、咸五种不同的味道。食物的五味和药物一样，也有收、降、补、散、软的药理效用。

中医食疗可谓源远流长，人们常说"药补不如食补"。利用食物各自的性味，例如鸡肉性温，鸭肉性寒，羊肉、狗肉性热，猪肉及牛肉性平，对生活中常见的疾病和病态体质进行有效的改善。

古人在长期的饮食养生的探索中，将食物分为粮谷、肉类、蔬菜、果品等。《黄帝内经》说"五谷为养，五果为助，五畜为益，五菜为充，"。五谷指黍、秫、麦、稻、豆；五果指枣、李、杏、栗、桃；五菜指葵、藿、葱、韭、藿。五畜指牛、羊、狗、猪、鸡。只有做到各种食物合理搭配，才能使人体获取不同的营养素。日常生活中，我们可以选择下列食物：

【芝麻】味甘性平，有补肝肾、润五脏的作用。《本草经疏》中就曾记载：芝麻"气味和平，不寒不热，益脾胃、补肝肾之佳谷也。"尤其是肾虚之人腰酸腿软，头昏耳鸣，发枯发落及早年白发，大便燥结者，最宜食之。

【粟米】能补益肾气。《名医别录》及《滇南本草》中都说道粟米"养肾气。"明代李时珍还说粟："肾之谷也，肾病宜食之""煮粥食益丹田，补虚损。"

【豇豆】味甘性平，能补肾健脾。除脾虚者宜食，肾虚之人也宜食用，对肾虚消渴、遗精、白浊，或小便频数，妇女白带，食之最宜。《本草纲目》曾这样记载：豇豆"理中益气，补肾健胃，和五藏，调营卫，生精髓。"《四川中药志》也说它能"滋阴补肾，健脾胃，治白带、白浊和肾虚遗精。"

【牛骨髓】有润肺、补肾、益髓的作用。《本草纲目》中说它能"润肺补肾，泽肌，悦面"。对肾虚羸瘦、精血亏损者，尤为适宜。

【狗肉】味咸性热，除有补中益气作用外，还能温肾助阳，故肾阳不足、腰膝软弱或冷痛，食之最宜。《日华子本草》认为：狗肉"补胃气，壮阳道，暖腰膝，补虚劳，益气力。"《医林纂要》亦云："狗肉补肺气，固肾气。"清代医家张璐还说："犬肉，下元虚人食之最宜。"下元虚者，即肾阳虚弱、命门火衰是也。

【猪肾】味咸性平。唐代孟诜认为猪肾"主入肾虚"。《日华子本草》中说它"补水脏，治耳聋"。水脏者实指肾脏而言。故凡因肾虚所致的腰酸腰痛、遗精、盗汗及老人肾虚耳聋耳鸣，宜常食之。

【淡菜】有补肝肾、益精血的功效。《随宜居饮食谱》中说它"补肾，益血填精"。《本草汇言》亦云："淡菜，补虚养肾之药也，此物本属介类，气味甘美而淡，性本清凉，善治肾虚有热。"所以，凡肾虚羸瘦、劳热骨蒸、眩晕盗汗、腰痛阳痿之人，食之最宜。

【枸杞子】味甘性平，具有补肾养肝、益精明目、壮筋骨、除腰痛，久服能益寿延年等功用。尤其是中老年肾虚者，食之最宜。如《本草通玄》记载："枸杞子，补肾益精，水旺则骨强，而消渴、目昏、腰疼膝痛无不愈矣。"《本草经疏》中也说枸杞子："为肝肾真阴不足，劳乏内热补益之要药""老人阴虚者十之七八，故服食家为益精明目之上品。"

🌥️肾病患者是否能运动和旅游？

1. 运动

生命在于运动，运动使人精神振奋，强健体魄。但运动也要有一定的原则，运动一定要适量。尤其是对于肾病患者来说，进行运动锻炼，对于疾病的治疗和恢复大有裨益。有些患者常因怕劳累过度而疏于锻炼或不锻炼，长期卧床休息，使得精神压抑，体质也跟着减弱。带来的就是免疫力降低，易感冒、感染，再接着就是因感冒、感染而导致病情反反复复，最终导致病情加重甚至发展到尿毒症，不利于疾病的痊愈，也不利于治疗的效果。相反，应当正视疾病，做一些适宜的运动，可以做一些缓慢的有氧运动，如打太极拳、散散步等自己喜欢而又不给患病机体造成损害的运动。

运动之后，由于体力有所消耗，可以增强食欲。对于肾病患者来说常常由于饮食的限制和本身的食欲不振，而造成营养的匮乏，身体虚弱，容易引起感冒、胃肠道感染等。如果进行适当的运动锻炼，不仅可以增强机体的抗病能力，保持一种愉快的心情，而且在一定程度上增加进食量，对于营养不良、缺乏蛋白质引起的肌肉萎缩，也有一定的改善。另外，适量的运动同时也锻炼了人体内脏的功能，增强血液微循环，对于血压稳定和贫血的改善是非常有效的。

体育锻炼对于身体的益处颇多，身体的健康离不开体育锻炼，但锻炼一定要有度，切忌过度反而疲劳，人疲劳后（包括性生活不节制引起的疲劳），体内代谢产物增多，增加肾脏工作量，对肾病患者是不利的，会使病情加重。尤其是一些激烈的运动，如打篮球、踢足球等，对于肾病患者来说即使是症状完全消失了，也并不意味着肾脏的修复已经完成。肾脏的修复是需要一个长期的过程的，在这个过程中病情极易受外界因素的影响而复发。激烈的无氧运动造成肾脏缺氧，极易引发感冒、感染等，尤其是对于上呼吸道感染（如扁桃体炎、咽炎等）及泌尿系统感染（如血尿增加）是极为敏感的。因此，对于这些激烈运动，肾病患者一定要慎行，以防诱发不良后果，导致病情复发，乃至加重。

2. 旅游

旅游是肾病患者调节自身精神状态的好方法。肾病患者只要病情稳定、避免疲劳，可以适当地外出旅游。但是如果患者处于肾病急性活动期或病情没有稳定，或具有严重并发症时，旅游是不适宜的。

肾病患者外出旅游时要注意以下几点：

（1）行前充分准备

计划旅游前，可先和医生讨论，确定自己的健康状态是否可以外旅游，并备齐需要的药物。

（2）选择合适的旅游地点和时间

不同的肾病患者应根据疾病的特点，选择合适的旅游地点。如高血性肾病患者不应去寒冷地方，过敏性紫癜性肾病患者不易和花草多接触；狼疮性肾炎患者不宜去海边晒太阳。

（3）合理安排行程

旅游全程必须是在行程轻松、时间宽裕下进行的。事先了解当地的气候情况，准备好衣服。要先联系好交通工具和住宿。

（4）饮食要节制

旅游地多有丰富的风味小吃和特产，要注意节制，不要暴饮暴食，还要注意饮食卫生，不伤脾胃，以免加重肾病症状。

（5）按时服药

旅游时要按时服药，可请同行的人给予提醒。

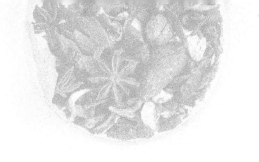

第六章

肾病实验室检查和服药须知

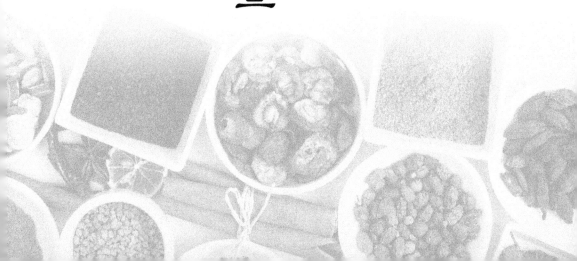

肾病实验室常规检查

᠎ 尿液检验

1. 尿量

正常结果：> 2 500 ml/24 h 称为多尿，< 400 ml/24 h 称为少尿，< 50 ml/24 h 称为尿闭或无尿。

临床意义：多尿见于尿崩症、慢性肾炎、糖尿病、神经性多尿。少尿、尿闭或无尿，见于休克、脱水、急性肾衰竭、心力衰竭等。

2. 外观

正常结果：清晨尿透明，色深黄。

临床意义：红色而混浊为血尿，见于泌尿道肿瘤、结石、结核、外伤等；浓茶或酱油色尿为血红蛋白尿，见于阵发性睡眠性血红蛋白尿、溶血性疾病、血型不符输血后；乳白色可能为乳糜尿，见于丝虫病，亦可能为脓尿，见于泌尿道感染。

3. 反应

正常结果：弱酸性。

临床意义：强酸性尿见于酸中毒、服氯化铵后，强碱性尿见于严重呕吐、输血后或尿路感染。

4. 相对密度（比重）

正常参考值：1.003~1.030。

临床意义：相对密度高见于急性肾炎、糖尿病失水、心功能不全，相对密度低见于尿崩症、慢性肾炎后期尿相对密度低且固定。

5. 尿蛋白

正常参考值：阴性或 < 150 mg/24 h。

临床意义：蛋白增高见于急、慢性肾炎，肾盂肾炎，肾病综合征。

6. 尿糖

正常参考值：阴性或 < 250 mg/24 h。

临床意义：阳性见于糖尿病、肾性糖尿病、继发性糖尿病。

7. 尿沉渣检查

正常参考值：红细胞 0~2 个 /HP，白细胞 0~5 个 /HP，透明管型偶见。

临床意义：镜下大量红细胞见于急、慢性肾炎，肾结核，泌尿道肿瘤，肾外伤，肾下垂及使用某些药物后；大量白（脓）细胞见于泌尿道炎症；透明管型见于发热，急、慢性肾炎，肾病；粗大管型见于肾炎晚期；颗粒管型提示肾脏器质性病变；蜡样管型提示肾小管严重变性坏死；白细胞管型提示肾脏感染；大量草酸钙或尿酸盐结晶伴细胞提示结石。

8. 酮体

正常结果：阴性。

临床意义：阳性见于糖尿病酸中毒，严重呕吐、饥饿。

9. 尿胆红素

正常结果：阴性。

临床意义：阳性见于阻塞性或肝细胞性黄疸，对肝炎早期诊断有意义。

10. 尿胆原

正常结果：正常 1:20 稀释度为阴性。

临床意义：阳性见于溶血性黄疸及肝细胞性黄疸。

11. 隐血试验

正常结果：阴性。

临床意义：阳性见于血尿或血红蛋白尿。

12. 艾迪生计数（Addis 计数）

正常参考值：正常红细胞 < $5 \times 10^6/12\,h$（50 万 /12 h），白细胞 < $10 \times 10^6/12\,h$（100 万 /12 h），透明管型 < 5 000 个 /12 h。

临床意义：增多意义同红、白细胞和透明管型增多。

血液常规检查

1. 红细胞计数

正常参考值：男：（4.3~5.4）×10^{12}/L，女：（3.8~4.8）×10^{12}/L，儿童：（4.3~4.5）×10^{12}/L（430万/dl~450万/dl）。

2. 血红蛋白

正常参考值：男：130~150 g/L（13~15 g/dl，平均14g/dl），女：110~140 g/L（11~14 g/dl，平均12.5 g/dl），儿童：120~140 g/L（12~14 g/dl）。

临床意义：增高为真性红细胞增多症，严重脱水，缺氧。降低提示为多种原因的贫血。

3. 白细胞计数

正常参考值：成人为（4.0~10.0）×10^9/L（4 000~10 000/mm^3），儿童为（8.0~11.0）×10^9（8 000~11 000/mm^3）。

临床意义：增高为各种化脓菌感染、骨髓及其他造血组织异常增生引起的疾病。降低则表明病毒感染、伤寒、结核、脾功能亢进、粒细胞缺乏症及造血组织再生障碍性疾病。

4. 血小板计数

正常参考值：（100~300）×10^9/L（10万/mm^3~30万/mm^3）。

临床意义：增高为慢性粒细胞白血病早期、急性失血后、特发性血小板增多症、真性红细胞增多症、脾切除后、恶性肿瘤。减少则表明原发性血小板减少性紫癜、再生障碍性贫血、急性白血病、脾功能亢进等。

肾功能检查

1. 反映肾小球滤过功能的试验

（1）血清尿素氮测定（BUN）

正常参考值：2.9~6.4 mmol/L（8~18 mg/dl）。

临床意义：正常BUN全部由肾脏排泄，50%被肾小管重吸收，可作为肾小球滤过功能的过滤筛选试验。肾小球滤过率（GFR）下降到50%时，

BUN 才升高，故不敏感。增高则表明肾功能减退、心力衰竭、休克、消化道出血、严重烧伤。

（2）血清肌酐（SCr）

正常参考值：50~106 μmol/L（0.6~1.2 mg/dl）。

临床意义：肌酐经肾小球滤过，肾小管分泌量只占 10%~30%，正常人排出量恒定，男性为 25 mg/kg 体重、女性为 18 mg/kg 体重。血肌酐用来衡量 GFR，影响因素较小，也不敏感，GFR 下降 50% 以上，血肌酐才升高，当肌酐大于 53.84 μmol/L（6 mg/dl）时，16%~66% 经肾外途径，主要是经肠道所谓肌酐第二代谢途径排泄。BUN/SCr 比值，正常值 10~15。肾功能衰竭时，此比值保持不变，如比值明显异常，要排除肾外因素。

比值升高：因 BUN 生成增加，见于蛋白质摄入增多、胃肠道出血、溶血、组织分解代谢过度；肾脏尿素重吸收增加，肾前因素如脱水、心力衰竭、尿路梗阻；肌酐生成减少，如饥饿、衰竭时。

比值降低：尿素生成减少，如蛋白质摄入过少，严重肝功能不全；尿素消除增多，肌酐生成增高，如横纹肌溶解。

（3）内生肌酐清除率（Ccr）

单位时间（min）内从肾小球滤过的血浆毫升数，目前以内生肌酐清除率做 GFR 测定。

正常参考值：70~125 ml/min。

临床意义：50~70 ml/min 为肾小球滤过功能轻度降低，30~50 ml/min 为中度降低，< 30 ml/min 为重度降低；10~20 ml/min 为早期肾衰竭，5~10 ml/min 为晚期肾衰竭，0~5 ml/min 为终末期肾衰竭。

（4）尿酸（UA）

男：0.21~0.44 mmol/L（3.5~7.4 mg/dl）；

女：0.15~0.35 mmol/L（2.6~6.0 mg/dl）。

临床意义：UA 增高，常见于痛风、子痫、白血病、红细胞增多症、多发性骨髓瘤、急性肾小球肾炎、慢性肾小球肾炎、重症肝病等。UA 降低，常见于恶性贫血、乳糜泻及肾上腺皮质激素治疗后。

2. 肾小管功能测定

即酚磺酞（酚红，RSR）排泄试验。

正常参考值：15 min 排泄率＞25%，2 h 总排泄率 55%~85%（平均为 70%）。

临床意义：若 15 min RSR 排泄率＜12%，2h 低于 55%，而又无肾外因素，肯定存在肾功能不全。2 h 排泄率为 40%~55% 表示轻度肾功能损害，25%~35% 为中度损害，11%~24% 为重度损害，＜10% 为极重度损害。

血清蛋白、蛋白电泳、电解质、红细胞沉降率（血沉）

1. 血清蛋白

正常参考值：血清总蛋白 60~82 g/L（6.0~8.0 g/dl），血清白蛋白 35~55 g/L（3.5~5.5 g/dl），血清球蛋白 23~30 g/dl，白蛋白 / 球蛋白（A/G）为 1.5:1~2.5:1。

临床意义：白蛋白增高见于脱水及血浆浓缩，降低见于肝炎、肝硬化及其他原因引起的肝功能损害（直接反应肝细胞损害程度）、肾病综合征、烧伤、失蛋白胃肠病、慢性消耗性疾病。

球蛋白增高见于慢性感染、肝炎、肝硬化、风湿热、结缔组织疾病、部分恶性肿瘤；降低见于肾上腺皮质功能亢进及先天性免疫功能缺陷的患者致体内球蛋白合成减少。

总蛋白为白蛋白及球蛋白之和，A/G 比值其意义决定于两者之变化。

2. 血清蛋白电泳

正常参考值：白蛋白 0.54~0.61，α_1 球蛋白 0.04~0.06；α_2 球蛋白 0.07~0.09，β 球蛋白 0.1~0.13，γ 球蛋白 0.17~0.22。

临床意义：白蛋白半寿期较长，肝炎时间较长才能反映出来；前白蛋白半寿期短，对急性肝炎反应灵敏。慢性肝病白蛋白降低。

α_1 球蛋白，主要是黏蛋白和糖蛋白，于感染和恶性肿瘤时增高。

α_2、β、γ 球蛋白，主要是脂蛋白，是脂肪运输的载体，血脂增高时，两种球蛋白增加，如阻塞性黄疸、肾病综合征、糖尿病、多发性骨髓瘤等，

197

胆汁淤积性肝硬化时，α_2、β 球蛋白明显升高，有助于与门静脉性肝硬化的鉴别。

γ 球蛋白，含抗体，增高见于感染性疾病、结缔组织性疾病及肿瘤；γ 球蛋白长期增高，提示肝炎慢性化或肝硬化。

3. 电解质

（1）血清钠

正常参考值：130~145 mmol/L。

临床意义：增高为肾上腺皮质功能亢进、原发性醛固酮增多症、垂体前叶肿瘤；降低则表明肾上腺皮质功能减退、慢性肾炎尿毒症期、钠从胃肠道丧失、长期限盐、出汗过多。

（2）血清钾

正常参考值：3.8~5.4 mmol/L。

临床意义：增高为肾功能衰竭（尿少、尿闭时）、补钾过多、应用潴钾利尿剂、肾上腺皮质功能减退；降低则表明肾上腺皮质功能亢进、原发性醛固酮增多症、排钾利尿剂应用、缺钾性周期性麻痹、慢性肾炎、胃肠道失钾。

（3）氯

正常参考值：95~108 mmol/L。

临床意义：增高为肾功能不全排出减少、摄入过多、呼吸性碱中毒；降低同血清钙。

（4）血清钙

正常参考值：2.18~2.63 mmol/L（8.7~10.5 mg/dl）。

临床意义：增高为甲状旁腺功能亢进、肾功能不全、骨肿瘤、用过量维生素 D；降低表明甲状旁腺功能减退、手足搐搦症、维生素 D 缺乏、阻塞性黄疸、急性出血性胰腺炎、慢性肾炎。

（5）无机磷

正常参考值：成人为 0.97~1.45 mmol/L；儿童为 1.29~1.49 mmol/L。

临床意义：增高为甲状旁腺功能减退症、肾功能不全、摄入过量维生素 D；降低表明甲状旁腺功能亢进、佝偻病、脂肪泻。

4. 红细胞沉降率（血沉，ESR）

正常参考值：男 0~15 mm/h，女 0~20 mm/h。

临床意义：增高（增快）见于活动性结核病、风湿病、恶性肿瘤、贫血、结缔组织疾病等。

抗双链脱氧核糖核酸 DNA 抗体测定（dsDNA）

正常参考值：≤ 1:5 阴性。

临床意义：阳性标本常见于系统性红斑狼疮（SLE）活动期，特别是肾病变活动期，阳性率可达 90% 以上。

抗核抗体测定（ANA）

正常参考值：≤ 1:5 阴性。

临床意义：正常人 1:5 稀释为阴性，但老年人会出现低滴度阳性。阳性标本见于系统性红斑狼疮（SLE）、皮肌炎、硬皮病、混合结缔组织病、干燥综合征、类风湿关节炎、慢性活动型肝炎、桥本甲状腺炎、重症肌无力等。

正确的服药方式

中药的服用很有讲究，其量、其时、睡前、饭后都有一定的道理。服药量少不能起到最好的效果，量多有时排泄有碍。冷药服之反伤身体，过烫、过热容易作呕，故一般讲究避风温服。夜眠欠安之症，有些安神药宜单包另煎睡前服。对于胃肠不适患者服药应饭后治宜。想要获得好的药效，就必须掌握正确的服药方法。

煎好的中药宜及时倒出药汁

煎好的中药应及时倒出药汁，切不可让煎好的药液久留在药罐里。因为时间久了，药液会产生凝集现象，并形成胶状物，使药性成分减少，从而使药效降低。因此，煎好中药如果暂时不吃，应先倒出药汁为好。

服药次数与用量

每日一剂，一剂煎两次，将两次所煎药汁（约 500 ml）混合一起，沉淀片刻滤去沉渣后，成人每次服 200 ml（儿童酌减）分 2 次服完，每 4~5 小时服 1 次，以饭后 1 小时服药治宜。也可煎一次服一次，每日服 2~3 次。

中药的服用时间和方法

饭前服：病位在下，如肝肾虚损、肠道疾病或腰以下疾病。

饭后服：病位在上，如消化道、心肺胸膈、胃脘以上的病症。

冷服：治疗热证病症的解毒药、止吐药、清热药。

温服：平和的药、补益的药。

热服：治疗伤风感冒、解毒的药；祛寒通血脉的药。

顿服：药性强烈的小剂量汤药，要一次服完。

频服：凡咽喉炎和呕吐患者，宜多次频服。

空腹服：凡滋补的汤药，宜清晨空腹服用。

睡前服：安眠镇静的药。

隔夜服：主要是治驱虫病的药，睡前服一次后，次日早上再服一次。

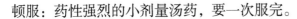

煎药的学问

服药是为了治病或起防病保健作用，而煎药是为了这一目的而进行的劳作。只有掌握了煎药的学问，才能更好地达到服药治病的目的。

清朝著名的医学家徐灵胎指出："煎药之法，最宜深讲，药之效不效，全在于此。"说明中药的煎煮方法与药物疗效关系密切。中医学对煎药的方法有一定的规范要求，主要是煎药的器具、用水、火候以及煎煮的时间等方面。

【器具】最好用砂锅，也可以用搪瓷锅，不宜用铝、铁或铜等金属器具。这是由于许多药材与金属接触后，会产生沉淀，降低溶解度，甚至起化学反应，产生不良反应而影响疗效。

【用水】以洁净为原则，如自来水、井水都可以。一般需先把中药浸泡10分钟左右，让药材软化，使一部分成分先溶解，以便煎煮时充分煎出有效成分。不少药材有蛋白质和淀粉，若不进行冷水浸渍，立即煎煮，蛋白质遇热即会凝固，淀粉也会糊化，从而影响有效果成分的煎出。

【水量】一般以浸满中药为度。

【火候】宜文火煎者：芳香类药物（多属质轻，如花叶之品）、滋补药物（人参、黄芪）。宜武火煎者：质重或含有某些毒性的药物（如根、茎、块状药物或生附子、巴豆等）。

【时间】一般未煎沸前可用武火，沸后宜文火，15分钟后可停火，再焖上10分钟即可倒出药汁。发汗药（麻黄、桂枝、金银花、连翘）、芳香性药（藿香、佩兰）可采用快速煎煮法，使有效成分更好地溶解，故在煮沸后再煎上半小时。

此外，有些药物还需采用一些特殊煎煮方法，比如先煎（如生附子、牡蛎、石决明等）、后下（如白豆蔻等）、包煎（如车前子、海金沙等）、另炖（如阿胶、芦荟等）、冲服（如芒硝、白芨粉）等。

【先煎】在中药方中常有在某一种药后注先煎字样。所谓先煎就是单独先煎，需要先煎的药物主要有两大类：一类是矿石、贝壳、动物角骨、植物块根等难溶性药物，如牡蛎、龙骨、龙齿、生石膏、寒水石、磁石、羚羊骨、水牛骨、蛤壳、附子等。一般先煎15分钟左右，再加入其余药物同煎煮。另一类是具有毒性的药性，如生半夏、生南星等。煎煮时间短，服用时会对喉头产生刺激反应，甚至引起中毒而致失音；若先煎1小时，毒性明显降低，喉部刺激反应也就消失。

【后下】指某些药物的煎煮时间要短一些，一般在其他药物煎到差不多时再放入需后下的药物，煎上四五分钟即可。需要后下的药物大多是气味芳香性中药，如木香、丁香、沉香、香薷、薄荷、砂仁、白豆蔻等。

【包煎】在中药的特殊煎法中，根据药的个性对一些容易沉底而焦化以及使药液混浊的中药，如旋覆花、车前子、蒲黄炭等，需用包煎的方法进行煎煮，即将药物先单独煎煮一下，除去药渣后再加入其他药物一起煎煮，或用纱布包裹再行煎煮，避免因药性黏腻而煎焦以及药汁混浊。

【另炖】某些贵重的药物，为尽量保存其有效成分，可另煎。如人参应切成小片，放入加盖小碗中，隔水炖2~3小时。

【溶化】胶质、黏性大而且易溶的药物，如鹿角胶、阿胶，为防止其粘锅煮焦且黏附他药影响药效，应先单独加热溶化，再混入煮好的药汁中服用。

【冲服】丹剂、小丸及一些芳香或贵重药物，如人工麝香等需要冲服。

【泡服】可以像泡茶一样用滚水泡饮，如菊花、胖大海等。

初服中药者消除胃肠不适的方法

中药尤其是汤剂，其气息浓烈，味觉苦涩，初服者确实不那么适应。特别是那些清热解毒、芳香化湿类药物。医生为了达到快速起效的目的，往往不在药中加入矫味的药，这样对于初服中药的患者，特别是胃肠本来就不是很好的人，服后可能就会感到不适，如胃胀、胃痛，甚至泄泻等。要解决这个问题，患者可在就诊时向医生说明自己胃肠不适的情况，以便医生在处方时尽量避免使用过于苦寒伤胃的药，或者医生会在药中加入某些矫味护胃的药。

如有些患者因没有向医生说明自己胃肠不适的情况，而配回了药，并在初服后出现胃肠不适时，怎么办呢？可以采取以下几个方式来缓解：

● 如果患者感觉药过于苦涩而不能进口，那么在药中加入7~10枚大枣即可。因为大枣健脾和胃又甘甜，起到了矫味的作用。

● 如果患者感觉药过于寒凉，且大便出现溏薄或呈泄泻状，那么可在药中加入干姜（烧菜用的姜）2~3片，即可。干姜温阳和胃且止泻。

● 如果患者服药后既感到苦涩又服之出现便溏，那么可在药中同时加入大枣和干姜，其量可随自己不适的现象轻重而加减。

● 如果患者服药时闻到药味过于浓烈而恶心，那么可以待汤药温热后，徐徐服下。汤药不宜放至过凉，否则会影响药效。

通过上述方法，一般多能解决服药不适的问题。但如果依然有不适之症，则应减少服药剂量，从小剂量开始，而后根据自己的适应程度逐渐恢复到常规剂量。

需要指出的是，医生在给初诊患者处方时一般都考虑了服药的因素，剂量一般都掌握在中等偏下的程度，待复诊时再逐步调整剂量，故大部分患者不会出现服药困难。少部分人出现的这些问题，可能是初次服用中药，或是本身胃肠不适所致。但只要掌握服药方法、服药常识，这些问题就迎刃而解了。

另外，有两点必须强调的：一是某些危重患者（如尿毒症后期），本来胃肠道就容易产生剧烈反应，服药可能比较困难，此时应在医生的指导下，先行消除胃肠的不良症状而后考虑服用中药。二是3岁以下的儿童，千万不能生拉硬拽，捏着他的鼻子强行灌药，这很危险。因为小孩在哭闹挣扎时很容易将药汁吸入气管造成窒息，即使灌下了，孩子也容易把已经喝下的药全部吐出，更何况强灌也不能灌下多少药。一方面，家长应该适当地鼓励孩子要像战士一样勇敢、坚强；另一方面要对服了药的孩子进行及时的表扬。一般来讲，能听懂话的孩子还是能喝点药的，家长可以在药中适当放点食糖，采用少量多次的原则，时间长了，孩子也就习惯了药味，也不会惧怕喝药了。

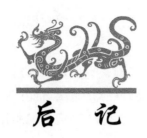

后 记

在当今医界，肾脏疾病仍然是高发病，其迁延性、反复性、复杂性令许多肾脏疾病患者及医生一筹莫展。由于西医的治疗方式和治愈率有限，当一切治疗手段都无济于事的时候，许多患者又把目光转向了中医，并用中医中药治疗肾病。人类来自自然，草药出自自然，人们相信这天地合一的产物是大自然赋予人类的瑰宝，人们利用了它，实践了它，并探索出了许多治疗肾脏疾病的方用。

在杭州，有一户人家三代从医，专医各类肾病，并因其在中医肾病治疗方面独树一帜而远近闻名。现在主持门诊的是郭柳青医师。

郭氏中医擅用疏导内消汤，这是郭氏中医数代几十年来用以治疗肾病、尿毒症的经典方。以此方为基础，因人而异地进行辨证施治，同时辅以吞、灸、服、敷等方法，因此疗效独特，成百上千名危重患者在治疗后病症趋于缓和、病情转危为安。这一验方，可称得上郭氏中医肾病专科的镇山之宝。

郭柳青的祖父郭乾源，出生于浙江萧山（现杭州萧山区）。早年在萧山和妹夫共同成立培春堂药房。行医五十年，在当地颇富盛名，初步形成了疏导内消汤的基础方。

郭柳青的父亲郭文浩，从小随祖辈坐堂行医，而后悬壶济世，在杭州城内开设"肾病药局"，名振杭城。大半世纪的临床实践，使其在祖传的基础上摸索出一整套治疗肾病、尿毒症的临床经验，完善了疏导内消汤，人称"郭氏中医肾病"专科。他认为：肾病、尿毒症患者多属脾肾阳虚，因脾不退水，肺气不降，气机失调，因而患者出现尿少或小便清长、大便溏稀等证候。但虚不受补，故他平时决不轻易使用补肾的药物，而用祛湿利尿、破气降浊、活血化瘀、祛瘀生新的中草药。

而说到第三代医师郭柳青，话也就长了。早年郭柳青毕业于浙江大学与浙江中医药大学，作为郭氏中医世家的唯一传人，他最初学的是理工科，并拥有工程师职称。而他弃工学医，一方面是家父的夙愿，另一方面也是自幼对中医的酷爱。对于这段经历，用他的话来讲，读工科的人比较能容易接受现代科技信息，而且理工科与传统中医还是有相通之处的，小如电解质平衡的概念，大如系统的思维方式等。因此，他的行医既在子承父业的一脉相承之中，又不拘泥前人，而是中西医融会贯通，在继承中有突破，并充分借助现代西医特别是临床生化检验方面的先进手段，并以此作为临诊效果验证之手段。

郭柳青年少时，因处在那个特殊的年代，闲暇时间较多。他时常在父亲的诊所，识草药、辨证候、抄方、问诊，虽不系统，但也耳濡目染了父亲行医济世之善举，涉猎了其祖传的医技。

郭氏中医灵验的奥秘在于药物的本身，郭氏中医认为，天然的野生草药药性足，疗效自然就好。祖传疏导内消汤全部采用了野生草药，一些已经血液透析或腹膜透析的尿毒症患者服用此药后之所以能够免除透析甚至换肾的痛苦，关键在于野生草药有较强的药效。

郭氏中医方子大，一剂药方数十味、数百克是稀松平常的事。他们的药一般采自浙、闽、皖的崇山峻岭之中，而几味关键的药物，均自己采制，很少假手他人。在杭城，乃至全国的中医之中，郭文浩老先生是很少几位"识百草"的专家之一。郭氏自己有药圃，种鲜药，在患者病情需要时，几味鲜药对症施用，颇有起死回生之神功。

郭柳青为患者疗疾治病常用的中草药有 150 种左右，且大部分用鲜纯地道的中草药，有些还是自己种植的。为确保疗效，他虽非亲自操劳进药，但每药必一一过问。

郭柳青是仁者，心里装的是患者，因此极能顾及患者利益。想到慢性肾病患者均因病情迁延不愈多年已经拖累家庭，造成经济上入不敷出，因此极力为患者省钱。除选用价廉效佳的中草药外，凡出诊从不收受患者的出诊费及交通费，还亲自为外地读者回信解答。值得一提的是，他的手机几乎从不关机，24 小时开通，没有假日，只为了能随时解答患者的各种问题，熟识他的朋友也已习惯时常被铃声打扰的状况了。郭柳青热爱读书，除必读的各类医书如《医海拾贝》等外，民间治疗疾病的偏方、验方等，无一不是他学习、借鉴的捷径。他还热衷于科普创作，多年来写了大量有关肾病及与肾相关疾病的科普文章，迄今为止已著有肾病专著十余部之多，分别为《肾病、痛衰与痛风》《肾炎与尿毒症》《肾病患者的调摄》《痛风及相关疾病》《肾病一证一方》《肾为根本》《肾病释疑》《肾病疗法》《郭柳青谈肾炎、肾衰与痛风》《再说肾为根本》《中医说五脏：肾之养、疗、护》《郭氏中医养肾秘笈》等。科普文章则登载于《文汇报》《解放日报》《新民晚报》《浙江日报》《钱江晚报》《杭州日报》及《健康报》《祝您健康》《上海大众卫生报》《康复》等报刊。

现在的郭医生也到了耳顺之年，除了看病最大的爱好莫过于每年写一部肾病专书。他说这样做一方面可以治病救人，另一方面也可以将郭氏中医治肾的经验传承下去，并授予广大读者，为更多的人造福。